Sandra Deistler
Praxisbuch kunsttherapeutische Biografiearbeit

Sandra Deistler

Praxisbuch kunsttherapeutische Biografiearbeit

BELTZ JUVENTA

Die Autorin

Sandra Deistler ist Trainerin für Biografiearbeit, Dipl.-Kunsttherapeutin FH und Heilpraktikerin Psychotherapie in eigener Praxis. Sie bietet Seminare und Workshops zum Thema an. Insgesamt 20 Jahre arbeitete Sandra Deistler zuvor als Kunsttherapeutin in verschiedenen Kliniken für Seelische Gesundheit. Dort sammelte sie vielfach Erfahrungen mit Stressbewältigung und Emotionsregulation, verschiedenen Verhaltenstherapeutischen Modellen der dritten Welle wie Schematherapie und Akzeptanz- und Commitmenttherapie in Kombination mit kunsttherapeutischen Mitteln und Methoden, sowie dem achtsamkeitsbasierten Ansatz nach C. Germer und K. Neff „Mindful SelfCompassion".

Insofern im Einzelfall nicht anders angegeben, ist der Urheber der abgebildeten Grafiken Werner Deistler.

MIX
Papier aus verantwortungsvollen Quellen
FSC® C089473
FSC www.fsc.org

Dieses Buch ist erhältlich als:
ISBN 978-3-7799-7224-2 Print
ISBN 978-3-7799-7225-9 E-Book (PDF)

1. Auflage 2023

in der Verlagsgruppe Beltz · Weinheim Basel
Werderstraße 10, 69469 Weinheim

Herstellung und Satz:
Druck und Bindung: Beltz Grafische Betriebe, Bad Langensalza
Beltz Grafische Betriebe ist ein klimaneutrales Unternehmen (ID 15985-2104-100)
Printed in Germany

Weitere Informationen zu unseren Autor_innen und Titeln finden Sie unter: www.beltz.de

LOKAH SAMASTAH SUKHINO BHAVANTU

Mögen alle Wesen in allen Welten
glücklich und frei sein. (Sanskrit)

Vorwort

Ich erinnere mich…
an ein wegweisendes Seminar bei Prof. Dr. phil. Lisa Niederreiter vor vielen Jahren an der Hochschule für Künstlerische Therapien Nürtingen. Inhalt des Seminars war u. a. das Kennenlernen und Erfassen der eigenen künstlerisch-therapeutischen Identität. Wir setzten uns kreativ und reflektierend mit biografischen Fragen auseinander: Bin ich Künstlerin? Bin ich Therapeutin? Und weshalb gehe ich genau diesen beruflichen Weg? Was ist mein Ziel?

Ich bin Diplom-Kunsttherapeutin und auch nach vielen Jahren Berufstätigkeit und zahlreichen Fort- und Weiterbildungen ist die Kunsttherapie mein beruflicher Heimathafen. Mich faszinieren die Geschichten und Biografien der Menschen, die sich mir anvertrauen und den Mut haben, sich authentisch und ehrlich durch ihre Bilder und Gestaltungen zu zeigen. Der häufigste Satz, den ich höre, ist: *Ich kann nicht malen. Ich bin nicht kreativ.* Doch in dem Moment, in dem ein:e Klient:in begreift, dass das entstandene Werk ein Fragment ihrer persönlichen Geschichte erzählt, sie sich selbst im Bild erkennt, fängt die Person Feuer und gestaltet weiter. Der künstlerisch-kreative Prozess beginnt. So entstehen Bildergeschichten, Lebensbücher. Dann geht es nicht mehr um schön, hässlich oder ästhetisch-ansprechend, sondern um die Essenz, das Sein: Wer bin ich? Wie ist meine Weise, mit mir und mit der Welt zu sein? Unangenehmes, vielleicht sogar Hässliches, Beängstigendes, bekommt Würdigung und Annahme. Es ist, wie es ist, ob es mir gefällt oder nicht. Doch ich bin hier und gestalte. Es sind meine Farben – es ist mein Leben.

Traumakunsttherapie, tiefenpsychologische Symboldeutung oder gar *aufdeckend* zu arbeiten, war an meinem ersten Arbeitsplatz als Kunsttherapeutin in einer Klinik für Psychiatrie, Psychotherapie und psychosomatische Medizin (noch) nicht erwünscht. Klassische Verhaltenstherapie und ehrwürdige Traditionen wurden für mich zu einer Herausforderung, in der ich meine kunsttherapeutische Daseinsberechtigung erst finden musste. Der Weg war oft holprig, manchmal auch schmerzlich. Heute, fast 20 Jahre später, sind multimodale Behandlungsansätze sehr erwünscht und die dritte Welle der Verhaltenstherapie ist von großem Interesse. Die Verhaltenstherapie hat ihren Ursprung in psychologischen Lerntheorien und entwickelte sich stetig weiter. Was sich in der Methodik bewährt hat, ist geblieben. Hinzugekommen sind die Integration von Achtsamkeitskonzepten, Wertschätzung von Emotionen und deren Regulationsmöglichkeiten und der Aspekt der Akzeptanz. Es gibt Dinge, die nicht veränderbar sind. Dann geht es darum, Flexibilität im Umgang mit diesen Widrigkeiten des eigenen Lebens zu erlernen. Die Biografie eines Menschen und durch sie entstandene Erlebens- und

Verhaltensmuster wurden in der Verhaltenstherapie als bedeutsam erfasst und integriert.

Besonders an der *Akzeptanz- und Commitmenttherapie* (ACT) und der *Schematherapie* konnte ich anknüpfen. Beide therapeutischen Schulen wurden mir Inspiration für die Kunsttherapie.

Weitere wichtige und bekannte verhaltenstherapeutische Ansätze sind die Dialektisch-Behaviorale Therapie (DBT) und CBASP (Cognitive Behavioral Analysis System of Psychotherapy), die ich in Fortbildungen kennenlernen durfte, sowie MBSR (Mindfulness Based Stress Reduction). Für mich persönlich wurde in den vergangenen Jahren das in Deutschland noch weniger bekannte Konzept *Mindful Self Compassion* (MCP – Achtsame Selbstfürsorge) von Cristopher Germer und Kristin Neff immer wichtiger. Dieses Konzept kann praktikabel in den Alltag integriert werden. Während meiner noch fortlaufenden Weiterbildung ließ ich Elemente, die ich gerade kennengelernt hatte, in die psychoedukative Gruppe *Emotionsregulation und Stressbewältigung,* die ich in der Klinik leitete, einfließen. Ich war fasziniert davon, wie hilfreich und damit bedeutsam die schlichten Übungen für viele Patient:innen wurden.

Lediglich die Narrative Expositionstherapie (NET) ist mir bisher erst theoretisch begegnet. Die Lebenslinienarbeit mit Steinen und Blüten kenne ich aus einem anderen Kontext. In der Narrativen Expositionstherapie hat sie einen ganz besonderen Wert in der Arbeit mit traumatisierten Menschen. NET hat in dieser Arbeit Platz gefunden, da ich sie in Bezug zu dem aktuellen Weltgeschehen als besonders interessant und auch relevant einstufe. Während ich an diesem Buch schreibe, flüchten gerade unzählige Menschen aus der Ukraine.

Es waren und sind vor allem die Begegnungen mit Menschen, Kolleg:innen, Patient:innen und Wegbegleiter:innen, an die ich mich gerne und zum Teil auch gar nicht gerne erinnere. Jede Begegnung hielt ein Geschenk für mich bereit. Nicht jedes habe ich ausgepackt. Ich entdecke immer mal wieder ein längst vergessen geglaubtes.

In unserer gemeinsamen Weiterbildung zur Trainerin für Biografiearbeit las meine lebensmutige Kollegin, die Journalistin Hanne Summer, einem kleinen Kreis ein von ihr verfasstes, biografisches Portrait vor. Dass sie mir genau diesen Text für dieses Buch zur Verfügung stellt, erfüllt mich mit großer Freude und Dankbarkeit.

Auch die Künstlerin und Kunsttherapeutin (M.A.) Angelika Müller bereichert mit ihrer künstlerischen Forschungsarbeit *Kolonie Rosental* auf besondere Weise das Buch. Uns verbindet ein einzigartiges Herzensprojekt, die kunsttherapeutische Begleitung von Geschwisterkindern für *ANNA e.V. – Unterstützung krebskranker Kinder.* Dass wir auch die Begeisterung für Biografiearbeit teilen, wird durch ihre künstlerische Arbeit deutlich. Ich freue mich so sehr, dass Angelika Müllers Kunst hier ein beeindruckendes Beispiel für Biografiearbeit in der Bildenden Kunst sein darf. Vielen Dank.

Fast alle der folgenden Impulse habe ich praktisch in einem (kunst-)therapeutischen Setting ausprobiert und mir bei befundener Tauglichkeit zu eigen gemacht, gegebenenfalls weiterentwickelt oder in einen anderen Kontext gestellt. Als ich beauftragt wurde, die Gruppe für Emotionsregulation und Stressbewältigung zu leiten, habe ich Kreativminiaturen und Kunstschätzchen eingesammelt. Ich brauche Farbe, Pinsel und Papier, auch in psychoedukativen Gruppen. Fachliteratur, aber auch Inspiration aus Magazinen, Romanen, Reisen oder interessanten Gesprächen dienen meinen Kunsttherapiegruppen, und den Menschen in Einzeltherapie oder Kreativcoaching, die ich begleiten darf. In dem Netzwerk für Biografiearbeit *LebensMutig e.V.*, aus Deutschland, Österreich, Italien und der Schweiz, entsteht ein immer größer werdender Schatz aus bekannten und neuen Methoden, Seminaren und Workshops. Biografiearbeit bereicherte mein kunsttherapeutisches Tun im verhaltenstherapeutischen Kontext immens. Meine kunsttherapeutische Erfahrung bereichert mein biografiearbeitszentriertes Handeln. Aktuell fließen in mein Tun auch zunehmend neues Wissen aus meinen Weiterbildungen und meinem großen Interesse am Konzept des Achtsamen Selbstmitgefühls (Mindful Self-Compassion) mit ein.

Im Buch zeige ich bewusst keine Patient:innenbilder. Die Abbildungen sind von Kolleginnen, mit deren Erlaubnis, und mir. Es hat mir immer widerstrebt, Patient:innenarbeiten auszustellen, wenn sie es nicht ausdrücklich selbst wollten.

Sollte ich im Folgenden Urheberrechte an Ideen oder Impulsen verletzen, geschieht dies unwissend, und ich kann aufgrund meiner täglichen Arbeit und zahlreichen Fortbildungen nicht mehr zurückverfolgen, woher der Ursprungsimpuls kam. Bitte informieren Sie mich, sollte es Ihnen ein Anliegen sein, explizit im Zusammenhang mit einer bestimmten Stelle im vorliegenden Buch genannt zu werden. Gerade für psychoedukative Gruppen habe ich aus verschiedenen Lehrbüchern, Lehrskripten und stationsinternen Arbeitsmaterialien Informationen übernommen, um Patient:innen bestmöglichst zu informieren, nichtsahnend, dass dieses Wissen jemals in ein eigenes Buch mit einfließen darf.

Biografiearbeit ist immer auch ein Spielen mit der eigenen Identität. Identität ist nichts, mit dem wir geboren werden und das unveränderlich in uns existiert. Sich als Mann oder Frau zu fühlen bedeutet aber auch nicht, als Mann oder Frau geboren worden zu sein, und wir alle tragen männliche und weibliche Anteile in uns. Während meine erwachsene Tochter zurecht auf Geschlechtsneutralität verweist und als Studierende bereits selbstverständlich von ihren Mitbewohnis spricht, fällt es mir im Schreibfluss und erst recht beim Sprechen schwer, mich geschlechtsneutral auszudrücken. Ich möchte das auch nur bedingt, denn es gibt nun mal das männliche und das weibliche Prinzip, das so perfekt im Yin-Yang-Symbol Ausdruck bekommt. Es wird aber durchaus spannend, ob wir in Zukunft von Mitarbeiters, Freunds, Therapeutis und Klientis sprechen werden. Ich selbst *switche* im Text zwischen verschiedenen Ausdrucksmöglichkeiten, weil ich es im Moment nicht besser kann. Jeder Mensch ist für mich gleichwert, immer.

Ein verwandtes Problem der deutschen Sprache ist die Ansprache. Ich wertschätze und respektiere Sie, verwende aber im Text immer wieder das *Du*, damit Sie merken, dass ich es persönlich meine und die verspielte Seite in Ihnen direkt ansprechen möchte.

Mein Anliegen ist es, Sie, liebe:r Leser:in zu inspirieren, mit den Impulsen zu spielen und zu experimentieren. Dafür müssen Sie kein:e Kunsttherapeut:in sein. Das vorliegende Buch ist für alle gedacht, die sich für Biografiearbeit und künstlerisches Gestalten interessieren. Gehen Sie aber bitte achtsam mit den biografischen Fragen und Methoden um. Wenden Sie diese aufmerksam an. Sie vermögen innere und äußere Bilderwelten entstehen zu lassen, bei Ihnen selbst und bei den Menschen, die Ihrer Kompetenz vertrauen. Es gibt auch dunkle und leidvolle Erfahrungen in jeder Biografie, die in Bildern herausbrechen und gesehen werden möchten. Darauf haben Sie nur bedingt Einfluss. Bitte seien Sie sich dessen und Ihrer damit verbundenen Verantwortung für sich selbst und für die anderen immer bewusst. Wenn Sie therapeutische Begleitung brauchen, nehmen Sie Hilfe in Anspruch. Dieses Buch ersetzt keinesfalls eine Therapie. Gleichzeitig bin ich zutiefst davon überzeugt, dass uns nur Bilder begegnen, die wir auch zulassen und aushalten können. Indem sie sichtbar werden, beinhalten sie oft auch schon die ersten Schritte zu einer Lösung. Nehmen Sie wertschätzend an, was (be-)greifbar werden möchte, und lassen Sie sich gegebenenfalls professionell begleiten.

Inhalt

Einleitung

Kunst ist vielfältig und bunt wie das Leben. Und auch die Kunsttherapie zeigt sich kreativ, anpassungsfähig und wandlungsfähig. Zudem kann sie mit starken Emotionen umgehen. Kunst braucht keine Erlaubnis. Deshalb erlaubt sich Künstlerische Therapie, Aspekte, erweiternde Perspektiven und Impulse anderer therapeutischer Schulen zur kreativen Auseinandersetzung herauszusuchen und sich wie die kleine, freche, manchmal provokante Schwester eigensinnig neben die Große zu stellen. Daseinsberechtigt ist sie allemal. Das bestätigen Patient:innen und Angehörige. Selbstbewusster darf sie immer noch werden. In dem vorliegenden Text wird explizit zwischen Künstlerischer Therapie und Kunsttherapie unterschieden. Während Künstlerische Therapie hier alle ausdrucksorientierten Therapiemethoden wie z. B. das Kreative Schreiben, Tanztherapie und auch Clownerie im therapeutischen Kontext einschließt, wird Kunsttherapie als die Therapieform definiert, die mit den Mitteln und Methoden der bildenden Kunst arbeitet. Sie ist ein psychotherapeutisch orientiertes Verfahren und wird in Deutschland in einem komplexen Studium an Hochschulen gelehrt. Die Aufnahme in den Deutschen Fachverband für Kunst- und Gestaltungstherapie erfolgt nach klaren, einheitlichen Vorgaben. Die angeschlossenen Ausbildungsinstitute erfüllen den hohen Qualitätsstandard.

Kunsttherapie ergänzt, wie auch die Musik-, Bewegungs- oder Theatertherapie und andere, die klassischen, bereits etablierten und kassenärztlich zugelassenen Methoden der Psychoanalyse, der Verhaltenstherapie und der Systemischen Therapie.

Kunst braucht Material, um Geschichten zu erzählen. In der Psychotherapie im Allgemeinen ist immer das Leben selbst das Material. So auch in der Kunsttherapie. Zudem steht eine Fülle an haptisch-sinnlichem Material wie Farbe, Papier, Wolle, Tonerde u. a. zur freien Verfügung. Hier darf experimentiert, gespielt oder gezielt ausgewählt werden. Auch der Gestaltungsprozess selbst sowie Inhalt und Thema der Gestaltung sind im weitesten Sinn kunsttherapeutisches Material. Im künstlerischen Gestalten verhalten wir uns meist ähnlich wie in vielen alltäglichen Situationen.

Kunsttherapie ist im klinischen Kontext vor allem in Kliniken für Psychiatrie, Psychotherapie und Psychosomatik verankert, zunehmend in der Onkologie und Palliativmedizin, erfreulicherweise auch in einzelnen gynäkologischen Abteilungen. Gemeinsam ist diesen Fachbereichen, dass sich die Patienten oft mit der Frage nach der eigenen Identität beschäftigen, weil sie mit einem Einschnitt oder einem Verlust konfrontiert sind. Etwas in ihrem Leben ist durcheinander geraten oder sogar verloren gegangen.

Auch in der Biografiearbeit geht es um Identität. Ohne Erinnerungen, ohne unsere Erlebnisse und Erfahrungen haben wir keine Identität. Biografiearbeit, das ist Geschichten aus dem eigenen Leben zu erzählen, kostbare Erinnerungen zu teilen, die sich im Hier und Jetzt aus dem Inneren heraus zeigen und Wegweiser Richtung Zukunft sind. Vergleichbar mit den Scherben eines Mosaiks, mit den verwendeten Farben im Bild oder den Perlen einer Kette, setzt sich Biografiearbeit aus Fragmenten zusammen, um ein wunderschönes Ganzes zu erschaffen. So wird das eigene Leben zum Kunstwerk, zum Unikat, zu etwas Einzigartigem, dessen Wert und Schönheit in der Krise für den Klienten oft zunächst nicht sichtbar ist.

Biografiearbeit stellt bisher nicht den Anspruch, eine Therapieform sein zu wollen, und doch ist sie heilsam. Robin Lohmann spricht von Lebenskompetenz durch Erinnerungen, die lebendiges Wissen der Gegenwart sind. Und genau darum geht es in der Psychotherapie: den Erwerb von Lebenskompetenz als Bewältigungskapazität bei Krise und Krankheit. Dieses Buch hat vor allem den Anspruch Inspirationsquelle und Ideenschatz sein zu wollen und gleichzeitig eine Einladung an Freude, Kreativität und Leichtigkeit, besonders in schwierigen Zeiten.

Kunsttherapie, kombiniert mit biografischer Methodik, lädt dazu ein, sich spielerisch und mit Leichtigkeit seiner Ressourcen und Kompetenzen zur Bewältigung von persönlichen Herausforderungen und Krisen bewusst zu werden.

A Kunsttherapie und Biografiearbeit – Hintergrund und Bezugsrahmen

A.1 Kunsttherapie

A.1.1 Spielen

Kunst(-therapie) ist ein Sinnspiel mit Farben und Formen. Die Möglichkeit, frei spielen zu können, fördert Kreativität und Phantasie. Kunsttherapie stellt keinen Anspruch an den Gestaltenden. So wie kein Anspruch an das Spiel eines Kindes gestellt wird. Diese Anspruchslosigkeit in der Haltung der Kunsttherapeut:in erleichtert den Einstieg ins künstlerische Tun immens. Es muss ja nichts werden, aber es könnte … Zu Beginn geht es allein ums Spielen mit ästhetischem Material. Kunsttherapie fragt nach der Schöpfungs-, Gestaltungs- und Vorstellungskraft und gibt hierfür Raum. Spielen verbindet und vermittelt zwischen der inneren und der äußeren Wirklichkeit. Im Spiel sind wir schöpferisch und kreativ. Die äußere Realität konfrontiert uns im Alltag mit Desillusionierung, Anforderungen, Pflichten und Verantwortlichkeiten. Die innere Realität offenbart uns unsere Wünsche, Träume und Möglichkeiten. Um diese Diskrepanz überwinden zu können, haben wir uns in der Kindheit, dem bekannten Analytiker D.W. Winnicott zufolge, eine heilsame Gegenwelt entwickelt, das Spielen. Spiel gehört weder der psychischen, inneren Welt noch der realen Außenwelt an. Das Kind funktioniert seine Umwelt im Spiel schöpferisch um. Objekte und Phänomene der äußeren Welt werden verwendet, um inneren Vorstellungen Gestalt zu geben. Spielen gleicht einem Zwischenraum, einem dritten Bereich zwischen Phantasie und Faktizität. Der intermediäre Raum, entwickelt sich direkt aus dem Spiel kleiner Kinder und bleibt das ganze Leben für schöpferische Erfahrungen erhalten. Gestaltungskraft und Handlungsfähigkeit erleben wir in Kunst und Kultur, Spiritualität, der Fähigkeit des Menschen zur Imagination, wie auch im wissenschaftlichen Forschen.

Spielen ermöglicht, Distanz und Abstand zu Alltagsanforderungen zu schaffen. Trotzdem bleibt die Verbindung zur Realität bestehen. Auf der Suche nach Lösungsmöglichkeiten für Konflikte ermöglicht dieser dritte Raum ein Ausprobieren, Experimentieren und Probehandeln. Innen und außen begegnen sich. Entspannung wird möglich, demnach auch ein Loslassen. Freiraum und neue Impulse werden somit erst möglich.

A.1.2 Joint Visual Attention

Kommunikation in einer Therapie findet zwischen zwei oder mehreren Menschen in Form von Worten und auch nonverbal statt. Hauptmerkmal der Kunsttherapie ist die erweiterte Kommunikation durch das entstandene Kunstwerk. Es entsteht eine trianguläre Beziehung. Die Gestaltung selbst wird zu einem gestalt- und wandelbaren Gegenüber von Patient:in und Therapeut:in. Sie ist kein flüchtiger Moment, der sofort wieder verschwindet. Sie macht etwas sichtbar. Ein inneres Erleben, ein Bewegt-sein, Gedanken und auch Körperempfindungen bekommen Ausdruck in Form und Farbe. Der gegenwärtige Moment zeigt sich im Bild dem Gestaltenden und dem Begleitenden und berührt beide. In der gemeinsamen Betrachtung und im Austausch kann der Eindruck, den das Kunstwerk bewirkt, aufgegriffen und begriffen werden.

Abb. 1 Beziehungen Klient:in – Therapeut:in – Kunstwerk

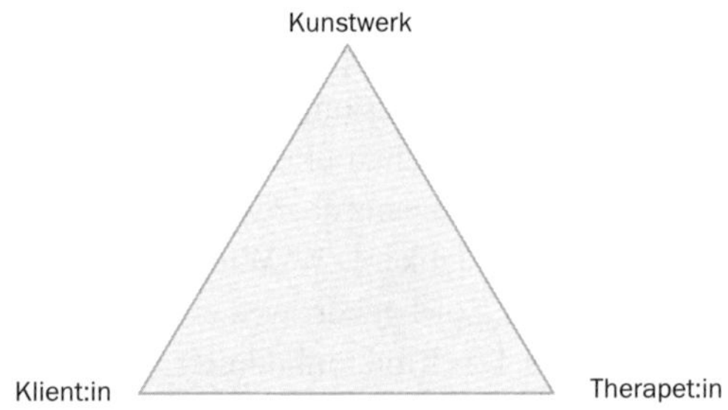

Der aus der Entwicklungspsychologie stammende Begriff *Joint Attention* beschreibt die auf ein sinnlich-erfahrbares Objekt gerichtete Aufmerksamkeit einer oder mehrerer Personen. Das Kind lernt, mithilfe seiner Bezugspersonen seine Aufmerksamkeit zu lenken. Dabei entwickelt es nicht nur stetig seine sprachlichen Fähigkeiten weiter, sondern auch die Fähigkeit, zu mentalisieren. Mentalisation bedeutet die Persönlichkeit und Individualität der eigenen und die anderer Personen erfassen zu können. In der Kunsttherapie spricht man von *Joint Visual Attention*, da sich die Betrachtung auf das visuelle Erfassen eines Werkes bezieht. Das Phänomen Joint Visual Attention erklärt, warum in der gemeinsamen Werkbetrachtung Worte gefunden werden, für das, was bisher nicht benannt werden konnte. Es entsteht die Möglichkeit durch die Brille eines anderen zu sehen. Damit erweitert sich der Horizont. Das eigene Leben wird durch die Perspektive des anderen weiter, größer und bedeutender. Perspektivwechsel wird möglich. Damit wird auch erfahrbar, dass Werte, Wünsche, Gefühle und Überzeugungen Ausdruck von Persönlichkeit sind. Man ist nicht irgendwer. Man ist ein Mensch mit individuellen Lebenseinstellungen und Sichtweisen. Und diese dürfen sich jederzeit erweitern und auch ändern.

A.1.3 Wandeln statt Wegmachen

Jeder Erkenntnisgewinn verändert den Blick auf das Leben und auf die eigene Person. Und so geht es im Kunstschaffen niemals um ein Verdrängen oder Löschen von Erfahrungen, weder konkret noch im übertragenen Sin. Etwas zu erfassen und zu begreifen ist Voraussetzung dafür, es auch annehmen zu können und es schließlich auch verändern zu wollen.

Kunsttherapie beinhaltet aber auch, Verhaltensmuster, die den persönlichen Alltag belasten, zu ändern, schädliche Gedanken zu stoppen oder einen anderen Umgang mit Gefühlen, Empfindungen und herausfordernden Situationen zu finden. Eindruck und Ausdruck erfahren Würdigung, Wertschätzung und Wandel.

Kommt ein Mensch in die Kunsttherapie, erwartet ihn eine Fülle an sinnlichem Material, das zu entdecken er eingeladen ist. Es gibt viele, bunte Farben, nicht nur als Farbnuancen, sondern auch in ihrer Beschaffenheit: Aquarellfarbe, Acrylfarbe, Gouachefarbe, Farbstifte, Pastellkreide, Ölkreide und viele andere in den Farben Zitronengelb, Indischgelb, Papageienrot, Himmelblau, Grasgrün oder Petrol.

Auch eine Vielfalt an Zeichenmaterialien (Bleistifte, Aquarellstifte, Kohle, Marker …) und Material zum Plastizieren, zum Kreieren von dreidimensionalen Objekten lässt sich im kunsttherapeutischen Atelier finden. Am bekanntesten ist wohl die Tonerde und der Speckstein. Doch auch eher ungewöhnliches Material wie Asthölzer, Fundstücke aus der Natur und alle Arten von Glitzerndem und Funkelndem lädt zum Spielen und Experimentieren ein. Jedes Material hat seinen Eigenwert, der sich aus der Stofflichkeit mit bestimmten Qualitäten und Eigenheiten in der Bearbeitung ergibt. Daraus folgt wiederum die Bedeutung der Materialqualitäten. Es macht einen großen Unterschied, ob ein bestimmtes Material als kalt oder wärmend, weich oder hart erfahren wird. Kleisterfarbe berührt anders als Kohle oder Grafit. Ein Flusskiesel fühlt sich anders als eine Kastanie an. Die Wahl des Materials achtsam zu begleiten ist ein hoher Anspruch an den Begleitenden. Was scheinbar manches mal als beliebig erscheint, hat doch eine Wichtigkeit. Der materielle Träger mit seinen spezifischen Eigenheiten ist immer gleichbleibend, die ihm übertragende Bedeutung jedoch nicht.

Wichtig ist, dass das Gestaltungsmaterial in der Auswahl und der Menge zur freien Verfügung steht, auch wenn nicht unbedingt alles zu jeder Zeit verfügbar sein muss. Manchmal liegt auch in der Reduktion extrem großes Potenzial, kreativ zu werden. Es darf von allem zur Verfügung Stehendem genommen werden. Es darf so viel oder so wenig genommen werden, wie nach eigenem Ermessen und Wunsch gebraucht wird. Das sinnliche Erleben berührt. Diese Erfahrung, verknüpft mit persönlicher Sinngebung, zeichnet ästhetisches Erleben aus und fördert den sinnlich-ästhetischen Erkenntnisprozess.

Oft verhalten wir uns im Umgang mit Material so, wie wir uns in alltäglichen Situationen verhalten. Wir nehmen zu viel oder zu wenig, führen den Stift achtsam und langsam oder gestalten wild und spontan. Fülle und Vielfalt kann uns überfordern oder glücklich machen. Endlich steht einmal genug Material zur Verfügung oder es reicht trotzdem nicht. Das eine, das dringend gebraucht wird, lässt sich nicht finden und allein die Wahl des Gestaltungsmaterials kann auf einen Wesenszug des Gestaltenden hinweisen. Ein vernunftbetonter Mensch greift eher zu einem Zeichenstift, während ein gefühlsbetonter Mensch leichter zu leuchtenden Farben greift.

Ein:e erfahrene:r Kunsttherapeut:in nimmt zunächst nur wahr und beobachtet. Auf diese Weise bezeugt die kunsttherapeutische Begleitung das vielschichtige Geschehen. Ein wesentlicher Aspekt der Kunsttherapie ist es neue Erfahrungen zu machen. Der wohl meistgehörte Satz der Kunsttherapie ist: „Ich bin nicht kreativ. Ich kann das nicht". Wie beruhigend ist es, diese Sorge nicht haben zu müssen. Nicht das Ergebnis ist relevant und bedeutsam. Viel bedeutsamer ist, sich auf den Weg der Kreativität einzulassen, etwas Neues auszuprobieren.

Die Vielfalt des Materials unterstützt ein sinnliches Erleben und Begreifen, bevor Worte gefunden werden. Die Hände gestalten und der individuelle Ausdruck wird im kunsttherapeutischen Prozess zunehmend deutlicher. Persönliche Themen, geschützt durch die chiffrierte Form der Bildwelten werden so im Außen sichtbar, bewahren aber immer auch ein Geheimnis und gewähren somit Schutz für das Selbst. Vielen Klient:innen fällt es im gestaltenden Tun leichter, sich selbst konkret und im übertragenen Sinn auszudrücken, wie sie sind, als dass das Gleiche mit Worten möglich wäre. Mit Worten fällt es leichter, eine vertraute Rolle einzunehmen. So manches Mal ist es bereits zu spät, bis das überhaupt bemerkt wird. Erleichtert stellt ein:e Klient:in dann fest, dass es nicht schlimm ist, der Mensch zu sein, der man eben ist.

Die professionelle Begleitung greift nur bedingt in den Entstehungsprozess ein und zeigt keinesfalls, wie etwas besser geht. Sie zeigt Möglichkeiten zur Wahl auf. Das ist manchmal schwer auszuhalten. Für die Klient:in wie auch für die Therapeut:in. Doch wenn zu früh Hilfestellung geleistet wird, nimmt man dem Erkenntnisprozess Wichtiges weg. Der Gestaltende erfährt sich wiederholt und wie so oft in seinem Leben als unzureichend, mangelhaft und inkompetent. Eine anspruchsvolle Forderung an die Kunsttherapeut:in ist es, wertfrei und ermutigend zu sein und zu bleiben. Damit wird der Klient:in die Möglichkeit gegeben eigene Lösungen zu finden. Und nur dann wird sie sich selbst als Urheber:in eines Werks und eines Erkenntnisgewinns erfahren. Natürlich kann ein:e Kunsttherapeut:in das Materialverhalten und die grundsätzlichen Ausdrucksmöglichkeiten damit kurz aufzeigen. Trotzdem ist es immer wieder spannend, zu beobachten, bei welchen Menschen z. B. Wasser- (Aquarell-)Farbe einen See auf dem Tisch hinterlässt und bei wem die flüssige Farbe immer noch viel zu trocken ist. Ein erster Schritt hin zu einer Veränderung ist, den Bedarf einer Veränderung überhaupt erst zu erkennen. Im Beispiel geht es darum, überhaupt zu realisieren, dass weniger oder mehr Wasser gebraucht wird. Diese konkrete Materialerfahrung erlaubt es der Kunsttherapeut:in, das Phänomen wertfrei aufzuzeigen, die Materialerfahrung vorsichtig zu lenken oder diese im weiteren Prozessverlauf mit konkreten Fragen auf eine reflektierende Stufe zu heben. Im Beispiel vielleicht mit der Frage, ob und wo die Klient:in ein Zuviel oder ein Zuwenig in ihrem Leben erfährt? In der Kunsttherapie geht es nicht darum, eine bestimmte Technik zu erlernen, sondern darum, ästhetisches Material als Mittel für den individuellen Ausdruck und gemessen an den eigenen Bedürfnissen zu erkennen und zu nutzen.

Bereits der Umgang mit sinnlichem Material bietet die Möglichkeit, Dinge im eigenen Leben durch den ästhetischen Erkenntnisgewinn zu verändern. Ein erster Schritt kann konkret auf dem Papier, der Leinwand, am Objekt stattfinden. Mir gefällt das Ergebnis nicht? Dann kann ich überlegen, was mir nicht gefällt, und das Werk ergänzen, etwas davon reduzieren, anderes hinzufügen. Vielleicht entspricht das Material nicht meinem Wesen. Vielleicht beinhaltet der ästhetische Träger nicht die Möglichkeit des Ausdrucks, den ich mir erhoffe. Dann braucht es ein anderes Material. Der Abschluss eines Kunstwerkes ist immer nur für diesen Moment ein Abschluss. Der gegenwärtig bestmögliche Zustand ist erreicht. Dieses Werk kann Ausgangspunkt für das nächste werden. Dies ist ein oftmals sehr erleichternder Gedanke für Klienten. Es muss nicht perfekt sein. Das Gegenteil ist der Fall. Ein gutes Bild in der Kunsttherapie ist ein starkes Bild. Ein starkes Bild ist ein authentisches Bild. Die Autor:in hat ihr Bestmöglichstes gegeben. Heute.

Der Erkenntnisgewinn im Umgang mit Material und auch im übertragenen Sinn darf sich stetig weiterentwickeln und fortsetzen. Und so wird die Materialerfahrung zum Sinnbild für das Leben. Es geht darum, anzunehmen, was unveränderbar ist, und Entscheidungen zu treffen, Dinge zu ändern, die veränderbar sind. Worte sind hierfür nicht unbedingt nötig.

A.1.4 Wortbilder

Der künstlerisch-kreative Prozess wirkt auch ohne Worte. Worte braucht es, wenn es in der Therapie darum geht, Erkenntnisgewinn nicht ausschließlich zu erfahren, sondern auch zu reflektieren. Dann braucht es Worte, die die Erfahrung objektivierbar und messbar dokumentieren können. Worte wiederum können auch die Phantasie und Kreativität anregen und innere Bildwelten entstehen lassen. Da Worte unsere vertraute, alltägliche Kommunikationsform sind, wird Therapie selten ohne sie auskommen. Doch sollte uns immer bewusst sein, welche Macht Worte haben. Zu schnell ist Sprache bewertend, statt beschreibend, lobend oder tadelnd, determinierend. In der Kunsttherapie geht es um das Wahrnehmen des Anderen, mir vielleicht völlig Fremden oder Unvertrauten. Die Dinge sind anders und trotzdem gleichwert. Ob sie gefallen oder nicht, spielt keine Rolle, wohl aber ob und wie verändert werden kann, was missfällt.

Worte haben die Kraft, angenehme oder unangenehme Gefühle entstehen zu lassen. Sie können sich plump oder beflügelnd auf den Ideenreichtum auswirken,

Räume öffnen, Erinnerungen anstupsen. Ein „Was macht Sie wütend?“ inspiriert anders als ein „Wann sind Sie der Wut zum ersten Mal in Ihrem Leben begegnet?“ – charmante Fragen zu stellen, dies ist eine große Kunst. Eine bildliche, sinnlich-anregende Sprache macht große Freude. Zu einer Gestaltung eingeladen zu werden oder eine Geschichte geschenkt zu bekommen, hat eine andere Wirkung als eine Aufgabe oder ein Thema erfüllen zu sollen oder etwas schlicht vorgelesen zu bekommen.

Joint Attention und (gemeinsames) Spielen mit sinnlichem Material, so die Forschungsergebnisse der Entwicklungspsychologen, sind dabei Ursprung und Grundlage für die Sprachentwicklung, das intersubjektive Verstehen, also auch der Empathiefähigkeit und der Fähigkeit zum Symbolisieren.

A.1.5 Symbolkraft

Wir Menschen haben die wundervolle Möglichkeit, Bilder und Symbole zu finden, für das, was wir (noch) nicht in Worte fassen können. Damit sind wir auch die einzigen Wesen.

Ein Symbol ist ein Sinnbild, ein Gegenstand oder auch ein Wort, das eine Bedeutung hat. Die Bedeutung kann sehr individuell und persönlich sein oder auch allgemeingültig. Sie weist über die bloße Erscheinungsform hinaus. C.G. Jung hat den Begriff des kollektiven Unbewussten geprägt und Symbole in Mythen, Märchen und Träumen erforscht. Zahlreiche Wissenschaftler haben seine Arbeit fortgesetzt und weiterentwickelt. Wir Menschen haben eine Art innere, allgemeingültige Sprache. Das ist die Sprache der Symbole und Bilder, die über alle Kulturen hinweg von Bedeutung ist. Sie ist uns vertraut und wird auf einer tieferen Ebene des menschlichen Bewusstseins wortlos verstanden. Wir haben damit eine Art Grundverständnis für Bilder. Dies lässt manchmal die Idee aufkommen, bei Laien wie auch leider bei manchen Kolleg:innen, man habe das Recht, frei und ungefiltert zu interpretieren, was das Bild konkret und metaphorisch bedeute. Es landet in einer Schublade, die aufzwingt, was es sei. Das kann eine sehr verletzende Wirkung haben, da eine Interpretation einer Bewertung nahekommt. Ein Bild, ein Symbol ist vielmehr vergleichbar mit einem Korb. Die Werkbetrachtenden in der Kunsttherapie geben ihre individuellen Ideen, die persönlichen Interpretationen zum Werk, in den Korb hinein und die Autor:in des Kunstwerks wählt aus, was mit ihr in Resonanz geht. Es ist außerordentlich wichtig, deutlich zu machen, dass es ein persönlicher Deutungsversuch ist oder das Werk auf diese bestimmte Weise auf den Betrachtenden wirkt. Was berührt? Was trifft, betrifft mich? Was rührt mich emotional an? Diese Fragen darf jeder Bildbetrachtende für sich selbst beantworten. Bedeutung darf sich entwickeln. So erlebt sich der Gestaltende als wirksam. Er selbst hat einen Moment, eine Sequenz seines Lebens in einem Bild eingefangen. Eine Vorstellung von etwas, das zu ihm gehört, wird sichtbar, kann aus der Distanz heraus betrachtet und in Folge gegebenenfalls auch verändert werden.

Auch die Bildbetrachtenden erfahren etwas über sich selbst und ihre Sicht auf die Welt. Handlung erfährt Konsequenz, Resonanz und Bereicherung. Der eigene Blick erfährt weitere Perspektiven, Betrachtungsmöglichkeiten, die ebenso stimmig sein können und doch niemals müssen.

Bilder dienen dem Verstehen von komplexen Zusammenhängen und Eindrücken. Sie ermöglichen Abstand und Distanz zum inneren Erleben herzustellen und können neue Lösungswege aufzeigen.

Ein Symbolisierungsprozess ist der Versuch, die Welt und das Erleben in der Welt in Bildern zu erfassen und auszudrücken.

A.2 Biografiearbeit

A.2.1 Das Leben schreibt Geschichten

Wenn wir von der Biografie eines Menschen sprechen, meinen wir seine Lebensgeschichte. Sie erzählt davon, wie der Mensch zu dem Menschen geworden ist, der er heute ist. Das Wort Biografie setzt sich aus den griechischen Worten *bios* und *gráphein* zusammen. *Bios* bedeutet „Leben“ – *gráphein* bedeutet „einritzen/zeichnen/schreiben“.

Das Leben schreibt Geschichten. Jemand schreibt die Geschichten auf. Bekannt sind Biografien die geschrieben wurden, um von dem Leben einer meist bekannten, zumindest aber interessanten und in irgendeiner Form wichtigen Person zu erzählen. Wie ist diese Person zu der Person geworden, die sie heute ist? Welche Fähigkeiten und Kenntnisse, Wesenszüge und Charaktereigenschaften hat dieser Mensch? Was ist ihm gelungen? Welche Menschen haben ihn begleitet, welche haben ihm Steine in den Weg gelegt? Hat diese Person Vorbilder? An welchen Stationen seines Lebens kam er an seine Grenzen, ist er vielleicht sogar gescheitert? Wie hat er es geschafft, trotzdem und vielleicht sogar gerade deshalb weiterzugehen?

Jedes Leben hat eine Geschichte. Jede Geschichte ist es wert, erzählt zu werden, weil jedes Wesen auf dieser Welt gleich wert ist, und weil jedes Leben einzigartig und damit besonders ist. Folgender, auszugsweise zitierter Text der Journalistin Hanne Summer veranschaulicht das Kostbare im Schlichten, das Leuchtende im Einfachen. Sie sagt:

> „In der Abstraktion vom Erlebten zum Wort entsteht Distanz und die Möglichkeit Dinge handzuhaben. Sie zu benennen. Ihnen den Namen zu geben, von dem man meint, er passe oder habe den emotionalen Gehalt, den man sich wünscht. Also auch, Dinge umzudeuten, zu ordnen. Das erleben viele Menschen als sehr heilsam…“

Hanne Summer gibt dem Leben, das sie beschreibt, Würde und Gewicht:

„,Ich hatte genug zu tun, aber etwas hat mir gefehlt: Leute, mit denen ich mich unterhalten konnte', sagt die Rosi. Als Hausfrau war es ihre Aufgabe, ihren Mann und die drei Töchter zu versorgen. So war das damals, so hat sie es für sich angenommen. Als sie mit Mann und Kindern1967 in die Vierzimmerwohnung in der Neubausiedlung nach Waldram gezogen ist, waren die Töchter noch nicht ganz drei, fünf und fast sieben Jahre alt... Die Rosi war eine engagierte Mutter, sie war für die Familie da. Sie hatte eine Strickmaschine, zuerst eine Knittax. Mit der hat sie Kleider und Pullover gestrickt. Die Töchter haben das gerne getragen, auch all die Sachen, die ihre Mutti für sie genäht hat. Einmal hat sie alle Mädchen aus der Nachbarschaft mit gestrickten Bikinis versorgt, hellgrüne und himmelblaue zum draußen Spielen, nicht zum Baden. Denn Wollsachen werden ganz groß, wenn sie nass werden... Sie hat gekocht – abwechslungsreich und gesund. ‚Meine Frau hatte den Daumen auf dem Fetttopf und der Zuckerdose', erzählte ihr Mann oft. Da war er stolz auf seine Frau. Ihm war wichtig, dass seine Frau den Haushalt nach modernen Erkenntnissen führte. Und ihm war wichtig, dass sie da war, wenn er um halb fünf von Siemens nach Hause kam. Dann hat er schon auf dem Fußweg vor den Wohnblock gepfiffen. Eine große Terz abwärts zweimal hintereinander. Das war das Zeichen: Der Vati kommt, die Kinder müssen nach Hause kommen, die Freundinnen weggehen. Es gab Abendbrot in der knapp geschnittenen Küche. Das war gesetzt, auch später noch, als er schon lange in der Rente war. Um halb fünf musste seine Frau zu Hause sein... Natürlich hat die Rosi auch für sich gesorgt, sonst wäre sie eingegangen... ‚Ich war immer auf der Suche, dass ich eine gewisse Aufgabe hatte', erzählt die Rosi. Etwas mit Menschen. Als junges Mädchen wollte sie Kinderkrankenschwester werden. Als am Ende des Zweiten Weltkriegs die Welt auseinanderfiel, war sie – ein elfjähriges Mädchen – auf dem Hof ihrer Tante in Pommern für den kleinen Bruder und die kleine Schwester da. Der Vater war im Krieg in Kroatien, die Mutter ist mit dem großen Bruder mit dem letzten Schiff aus der Gärtnerei in Danzig nach Dänemark entkommen. Zuerst haben die russischen Truppen im Dorf gewütet, dann ging es darum, genügend zum Essen und zum Anziehen zu haben. Erst Weihnachten 1947 war die Familie wieder zusammen. In Kiel bauten die Eltern auf einem 4000 Quadratmeter großen Grundstück eine neue Gärtnerei auf, die Kinder gingen wieder zur Schule. Vielleicht hat sie damals beschlossen, dass sie kranken Kindern all ihre Fürsorge, Liebe und Schutz schenken will..."

A.2.2 Das Leben ist ein Geschenk

Die meisten Menschen mögen Geschenke, wenn das Geschenk nicht mit einer Gegenleistung verbunden ist und ehrliche Wertschätzung zum Ausdruck bringt. Grundannahme ist, dass Leben wertvoll und schützenswert ist.

Unser Leben beginnt mit unserer Geburt und endet mit dem Tod. Dazwischen findet unser Leben statt und alles, was wir erleben hat seine Daseinsberechtigung. Für alles im Leben gibt es eine bestimmte Zeit, und *alles Vorhaben unter dem Himmel hat seine Stunde*, so der bekannte Bibeltext. Auch Trauer, Krankheit und

Schmerz gehört zum Leben. Jeden Morgen bekommen wir einen neuen Tag geschenkt, den wir gestalten können. Ein Geschenk ist etwas, das wir bekommen. Und ob wir es wollen oder nicht, müssen wir folglich etwas damit tun. Wir können das Geschenk annehmen oder zurückweisen, im Keller oder Dachboden abstellen oder wegwerfen. Das ist eine freie, sehr persönliche Entscheidung. Es geht nicht einmal um Respekt oder Wertschätzung gegenüber dem Schenkenden oder des Geschenks, sondern schlicht um eine Reaktion auf eine Gabe.

Oft freuen wir uns über Geschenke. Mit dem Geschenk „ein neuer Tag" ist das vor allem in Krisenzeiten nicht immer so. Wir haben das Gepäck von Gestern dabei und wir wissen, welche Alltagsaufgaben wir im Laufe des Tages, der nächsten Woche, in den nächsten Monaten zu bewältigen haben. Gleichzeitig wissen wir es nicht. Denn tatsächlich haben wir nur den einen gegenwärtigen Moment, unsere Präsenz im Hier und Jetzt.

In Krisenzeiten gleicht das Leben mehr einem Ozean. Fester Boden ist erst weit unten zu finden. Das Wasser und der Wind werfen Wellen. Wir müssen lernen, zu tauchen oder mit den Wellen zu surfen. Wasser ist oft ein Sinnbild für Emotionen und Gefühle. Und diese sind oft intensiv, unberechenbar und mit dem Verstand schwer zu greifen, wenn uns etwas im Inneren berührt. Vielfach können wir die Gefühle nicht benennen. Es fehlen Worte. Auch der Umgang mit ihnen ist häufig schwer. Gefühle machen dann Angst und wir haben zahlreiche Strategien entwickelt, deshalb lieber nicht fühlen zu müssen. Gefühle spielen aber auch eine wesentliche Rolle bei Erinnerungen.

Erinnerungen an Situationen, Orte, Menschen und Momente helfen dabei mit herausfordernden Zeiten und Situationen umzugehen. Erinnerungen sind lebendiges Wissen, ohne den Anspruch zu haben, objektiv korrekt sein zu wollen. Das sind sie nicht. Sie sind vielmehr eine Interpretation der Vergangenheit aus heutiger Sicht und bereichern somit die aktuelle Situation. Ein Auslöser der Gegenwart löst eine Erinnerung aus. Meist ist ein solcher Auslöser eine Sinneserfahrung der Gegenwart: ein Duft, ein Klang, ein Bild, ein Geruch oder auch eine taktile oder haptische Wahrnehmung. Manchmal ist es auch eine bestimmte Situation, die an eine frühere Situation erinnert, die mit starken Gefühlen verbunden war. Genannt wird dieser Effekt „Priming" (engl.: to prime: vorbereiten, anbahnen). Gemeint ist damit eine Beeinflussung von einem bestimmten Reiz, der einen Mensch subtil beeinflusst und somit unbewusst eine Reaktion auslöst, z. B. eine Erinnerung. In wissenschaftlichen Experimenten konnte der Priming-Effekt nicht immer ausgelöst werden, weshalb er kritisiert wird.

Wenn wir erinnern, dass wir etwas Gleiches oder Ähnliches bereits schon einmal erlebt und durchlebt haben, bedeutet das nicht unbedingt, dass sich die Wahrnehmung oder die Erinnerung angenehm anfühlen muss, um bereichernd zu sein. Sicher ist, sie ist ein Teil von mir, ein Teil meines Daseins.

Die bewusste Auseinandersetzung mit der Erinnerung hat Antworten für uns, wenn wir Fragen stellen. Freude machen Fragen dann, wenn sie uns zu Entdeckern und Perlentauchern werden lassen und wir Schätze finden. Wie fühlt sich das an? Welche Gedanken kommen mir in den Sinn? Gibt es eine Farbe oder eine Form, die ich mit der Erinnerung verbinde? Spüre ich eine Resonanz in meinem Körper?

Wir haben schon früher Krisen gemeistert. Wie konnten wir sie bewältigen? Wir haben auch Strategien zur Krisenbewältigung entwickelt. Manche waren hilfreich, manche nicht. Welches Vorgehen hat mich vorangebracht? Was entspricht mir und meinen Möglichkeiten?

An dieser Stelle muss eine klare Grenze zwischen unangenehmen Erinnerungen und Traumatischen Erfahrungen der Vergangenheit gezogen werden. Leichtfertig wird immer wieder von traumatischen Erlebnissen gesprochen. Wenn Menschen von lebensbedrohlich wirkenden Ereignissen überrollt werden und ein Entkommen unmöglich ist, gerät die betroffene Person in einen überflutenden Stresszustand. Solche langanhaltenden oder sich wiederholende Stresszustände führen zu traumatischem Erleben. Grundsätzlich können Menschen Traumata erleben und sie auch ohne professionelle Hilfe verarbeiten. Anders ist das bei Menschen die an einer Posttraumatischen Belastungsstörung mit spezifischen Symptomen leiden. Diese Menschen brauchen schnellstmöglich, psychotherapeutisch, gut ausgebildete Begleitung, damit sie ihre Erinnerungen verarbeiten können, um ein gutes Leben leben zu können. Ergänzend kann Kunsttherapie helfen und auch Biografiearbeit ist möglich. Da hier aber die Gefahr einer sogenannten Retraumatisierung sehr hoch ist, wird an anderer Stelle nochmals Bezug auf die Posttraumatische Belastungsstörung genommen.

Erinnerungen sind immer eine Brücke zwischen Erfahrenem und Erlebtem der Vergangenheit und der aktuellen Lebenssituation. Die aktuelle Situation muss aber keinesfalls eine Krise sein. Auch besonders schöne und ganz alltägliche Situationen lassen uns erinnern. Auch das sind Momente, die uns beschenken: mit Freude, Identität und Zukunft.

Die Beschäftigung mit den persönlichen Ressourcen, den individuellen Potenzialen, Stärken und Fähigkeiten bedeutet die stetige (Weiter-)Entwicklung von persönlicher Lebenskompetenz. Sich selbst und seinen persönlichen Tellerrand immer wieder neu zu entdecken, den Mut zu stärken, darüber hinauszuschauen und neue Horizonte zu entdecken ist kreative Biografiearbeit. Kreative Biografiearbeit ist immer wertschätzend und achtsam.

Wertschätzung und Anerkennung jeder einzigartigen Lebensgeschichte lässt sich durch kleine Gaben zum Ausdruck bringen. Diese Gaben sind Symbole für wichtige, individuelle Antworten vor dem Hintergrund biografischer Arbeit.

Eine kleine Sammlung von Minigeschenken, die sich für biografisches Arbeiten eignen:

- Perlenmännchen sind gute Seelen – Welche Person hat an dich geglaubt? Was hat sie in dir Gutes gesehen?
- Glasmurmeln – Welche Projekte, Ideen möchtest du ins Rollen bringen?
- Seifenblasen – Was möchtest du loslassen? Wie kommst du aus der Dichte und Fülle von Informationen in die Leichtigkeit?
- Ein roter Wollfaden – Erinnere dich an das zentrale Thema!
- Papiersternchen – Erzähle von leuchtenden Momenten deines Lebens...
- Regenbogenprisma – Was zaubert dir sofort ein Lächeln ins Gesicht?
- Perlen in unterschiedlichen Farben zum Auffädeln, die symbolisch für Antworten auf wichtige Fragen stehen (vgl. die Perlen des Lebens oder Perlen des Glaubens von Martin Lönnebo) oder für wichtige Werte
- Kieselsteine mit Wortgeschenken
- Bitzelbrause – Erinnere dich an knisternde Momente deines Lebens
- Minischweinchen, Kleeblätter, Engel...
- Federn – Welche Pläne, Ideen, Dinge beflügeln deine Phantasie? Was geht dir leicht von der Hand? Wann war/ist etwas leicht?
- Kleine Karten mit Lebensweisheiten, Achtsamkeits- und Glücksimpulsen, selbstgestaltet oder im Buchhandel erworben
- Astscheiben – Die erkennbaren Jahresringe verweisen auf Chronologie. In welchen Jahren hast du Neuanfänge gewagt, bist du aufgebrochen Richtung unbekanntes Land?

A.2.3 Das Leben zeichnet

Das Leben zeichnet. Gemeint ist damit, dass der Mensch in seinem Leben Herausforderungen durchleben muss, Schmerzliches und Schönes, das auffordert, sich dem Unbekannten, dem Fremden zu stellen. Von einem Moment auf den anderen kann das eigene Leben auf den Kopf gestellt sein. Nichts ist mehr, wie es war. Alles, was der Mensch glaubte zu sein oder zu besitzen, ist plötzlich anders und infrage gestellt. Manchmal hat sich dieser Moment leise angeschlichen, vielleicht über Jahre oder Monate hinweg. Manchmal passieren Dinge einfach. Doch dann ist der eine Moment da und eine Entscheidung ist getroffen. Der Weg geht so und nicht anders weiter. Im besten Fall hat der Mensch die Entscheidung selbst getroffen. Vielleicht hat aber jemand anderes eine Entscheidung getroffen, die unmittelbaren Einfluss auf das eigene Leben hat. Und natürlich gibt es auch die Situationen im Leben, die niemand direkt beeinflussen kann. Dann verändert ein Moment das eigene Leben für immer. Auf dem Zeitstrahl ist ein Umkehren nicht möglich. Die gravierendsten Erlebnisse sind wohl die, die mit dem Leben selbst zu tun haben: die Geburt und der Tod eines Menschen, der für das eigene Leben wichtig ist, und auch, wenn der Mensch selbst mit dem Tod oder Todesangst konfrontiert ist. Dabei sind Traumata von Life Events zu unterscheiden. Während Traumata direkt das Leben oder die Integrität des Menschen gefährden, sind Life Events lebensverändernde Ereignisse, die mit starken Emotionen und häufig mit einem erhöhten Stressfaktor einhergehen. Diese Ereignisse müssen nicht mit unangenehmen Emotionen verbunden sein. Auch freudige Ereignisse, wie eine Hochzeit, eine bestandene Prüfung oder ein geplanter Umzug sind Life Events, die Krisen auslösen können, es aber nicht zwangsläufig auch tatsächlich tun.

Jeder gegenwärtige Moment beinhaltet die Möglichkeit des Neubeginns. Wir haben es bis hierher geschafft und heute versuchen wir es wieder, anders, ein bisschen besser, mit der Absicht, es gut genug zu machen. Für Heute. Morgen kommt ein neuer Himmel. Die Schriftstellerin Lori N. Spielman drückt auf poetische Weise aus, dass Neuanfänge jederzeit möglich sind. Große Veränderungen beginnen mit dem ersten kleinen Schritt. Aus der Chaosforschung ist der Begriff des Schmetterlingseffekts bekannt. Dieser besagt, dass bereits kleinste Veränderungen der Anfangsbedingungen in der Zukunft zu großen Auswirkungen im System führen können. Im Fall des Schmetterlings ist es so, dass der feine Flügelschlag einen Luftwirbel anschubsen könnte, der dann selbst einen nächst größeren anschubst um dann irgendwo auf der Welt einen Tornado im Wettersystem auszulösen.

Wichtig ist an dieser Stelle noch die Unvorhersehbarkeit zu erwähnen. Es kann etwas großes Neues werden, muss aber nicht.

Jeden Tag treffen wir viele kleine Entscheidungen. Manche Entscheidungen sind hilfreich und förderlich auf unserem Weg, manche Entscheidungen weniger bis gar nicht. Eine der wichtigsten Entscheidungen ist, die Verantwortung für das eigene Leben und das Leben der eigenen Kinder zu übernehmen. Dort, wo Eigenverantwortung nicht möglich ist, kann Hilfe und Unterstützung angenommen werden. Ein seelisch gesunder Mensch ist auch dann verantwortlich, wenn er unverantwortlich handelt. Als psychisch kranker Mensch ist das natürlich anders. Eine psychische Erkrankung beeinflusst die Möglichkeit, Verantwortung für das eigene Leben zu übernehmen. Ein Mensch, der in seinem Denken, seiner Wahrnehmung und im Ich-Erleben Defizite hat, wird weniger bis gar keine Verantwortung für sich selbst übernehmen können, während jemand, der an einer neurotischen, einer somatoformen oder einer Belastungsstörung leidet, durchaus dazu fähig ist, verantwortungsbewusst zu handeln. Bei einem Menschen mit Auffälligkeiten im Verhalten und in der Persönlichkeit könnte Verantwortungsübernahme für sich selbst und seine Mitmenschen sogar als Therapieziel formuliert werden.

Psychische Erkrankung schließt die Arbeit an der eigenen Biografie niemals aus. Psychische Erkrankung und Seelische Gesundheit sind sogar Teil der individuellen Biografie.

A.2.4 Lebenswert-e

Die Biografie eines Menschen ist viel mehr als sein Lebenslauf in objektiven Zahlen und Fakten. Die Biografie eines Menschen erzählt von Erlebtem, Erfahrenen eines Menschen, von den Momenten und Stationen seines Lebens, die für ihn persönlich bedeutsam sind.

Neben den großen und kleinen Entscheidungen im Leben gibt es einen weiteren Aspekt, der maßgeblich für die eigene Biografie von Bedeutung ist und das ist die Bewertung eines Lebensereignis. Dinge zu ordnen und zu sortieren, etwas in einen größeren Kontext zu stellen, Zusammenhänge herzustellen, Assoziationsketten zu bilden, so funktioniert lebenslanges Lernen. Boxen, Schubladen und Kommoden bewahren, helfen, Ordnung zu schaffen, nicht im Chaos zu versinken. All das gibt Halt und Sicherheit, Rahmen und Struktur. Doch Schubladen sind auch statische Gebilde. Sie begrenzen. Auch Worte determinieren, legen eine Bedeutung fest. So wie Dynamik ins Chaos kippen kann, kann auch Struktur zur Erstarrung führen, in der Bewegung nicht mehr möglich ist.

Nach den eigenen Werten zu leben ist der Kompass, um auch in Krisenzeiten seine Lebensziele nicht aus den Augen zu verlieren. Nach Glaubenssätzen zu leben, die man sich mehr oder weniger bewusst zu eigen gemacht hat, kann das Leben wiederum stark beschränken. Es ist naheliegend, dass es sinnvoll ist, sich mit den eigenen Strukturen und Mustern (Ordnungen) vertraut zu machen. Nur wenn ich mich selbst (wertfrei) beobachtet habe, weiß ich, wie ich etwas mache. Nur dann kann ich es ändern und neu ausrichten. Menschen orientieren sich an den Bildern ihrer Realität, die sie sich selbst in einem fortlaufenden Prozess konstruiert haben. Es sind Abbilder aus einem Prozess aus Wahrnehmungen, Filtern und Bewertungen. Mit Werkzeugen, wie beispielsweise Biografiearbeit, wertschätzender Kommunikation und Ressourcenbetrachtung, kann am Konstruktionsprozess angesetzt werden. Ziel ist immer emotionale Entlastung und ein vergrößerter Handlungsspielraum und damit größere Entscheidungsfreiheit. Statt verurteilender Selbstkritik wird mitfühlende Selbstkorrektur möglich.

Reframing bedeutet, einem Verhalten oder einem Sachverhalt einen neuen Rahmen zu geben. Eine problematische Situation wird neu betrachtet und von einer negativen Beurteilung entkoppelt. Dabei geht es beim Reframing nicht ums Schönreden, sondern um das Entdecken anderer Deutungsebenen. So wird aus Rücksichtslosigkeit der Einsatz für die eigenen Bedürfnisse oder Sturheit zum Wunsch, mit der eigenen Sicht gehört zu werden.

Negative Glaubenssätze über die eigene Person können zum einen auf diese Weise umgedeutet oder in hilfreiche Glaubenssätze verwandelt werden. Dann bin ich nicht langsam, sondern lasse mir die Zeit, die ich brauche. Ich bin nicht egozentrisch, sondern ich orientiere mich an meinen Bedürfnissen. Genauso können beschränkende Situationen in einen anderen Rahmen gesetzt werden: Was ist das Gute an einem Lockdown? Was ist das Negative an Freiheit?

Leider ist es zu einfach, zu denken, man könne negativen Gedanken schlichtweg mit positiven begegnen. Besonders bei feinfühligen Menschen kommt es dann schnell zu Kollisionen. Es sind zu viele Gedanken und diese prallen aufeinander. Dieses Erleben wird als laut und überfordernd beschrieben. Vielleicht ist dann Stille oder körperliche Bewegung notwendig, ein Spaziergang in der Natur, Sport, Kreativität, um aus dem Kopf in die Körperlichkeit zurückzufinden. Der Körper wiederum erlaubt Präsenz im Augenblick mit der ganzen Aufmerksamkeit.

A.2.5 Der Rote Faden

Wenn die Biografie mehr ist als ein Lebenslauf aus Zahlen und Fakten, so kann das Leben als Weg oder als eine Reise betrachtet werden. Es gibt Weggabelungen, Kreuzungen, Wendungen, Umwege und Rundumwege. Es gibt kleine Trampelpfade und Highways, aber auch Wasserwege und Luftwege. Der Straßenzustand ist auch nicht immer der gleiche. Und immer ist das Leben einzigartig und individuell. Jeder folgt einer mehr oder weniger bewussten Intension. Häufig gibt es die Vorstellung von einem Sinn oder einem Zweck des eigenen Lebens. Das eigene Leben soll Wert und Bedeutung haben oder der Mensch selbst hat Ziele, die er erreichen möchte. Bereits in den Märchen und Mythen werden Fäden auf Spinnrädern gesponnen, man spricht von Schicksalsfäden oder Lebensfäden, auch vom Ariadnefaden. In der griechischen Mythologie gab die Prinzessin Ariadne dem Helden Theseus einen Faden, damit dieser aus dem Labyrinth des gefährlichen Minotaurus herausfinden konnte. Der Rote Faden kommt vermutlich aus der Geschichte der Seefahrt. Eingearbeitet in die Schiffstaue, wurden diese vor Diebstahl geschützt. Es soll auch andersfarbige Taue gegeben haben. Auch im Buddhismus gibt es den Roten Faden, der zu Schutz-Armbändern verwebt wird. Hier hat die Farbe Rot eine zentrale Bedeutung und bezieht sich auf das Lebensfeuer, die Lebenskraft. Synonym steht der Rote Faden für das Leitmotiv oder den Grundgedanken des eigenen Lebens. Was wiederholt sich? Was begegnet einem immer wieder? Gibt es Situationen im Leben, die sich immer wieder ähneln?

Die Biografie besteht ebenso aus verschiedenen Fäden, Schnüren oder Strängen. Sie zeigen die verschiedenen Aspekte eines Lebens auf. Die Persönlichkeitsbiografie beschäftigt sich mit dem, was einen Menschen ausmacht: seinen Stärken, Fähigkeiten, seinem Charakter, dem Temperament. Die Geschlechterbiografie betrachtet das Rollenverständnis von Frau und Mann und natürlich der Geschlechtsidentität und -diversität. Es gibt eine Sozio- und eine Naturbiografie, die die Wirkung der bedeutsamen Menschen im eigenen Umfeld und der Lebensorte auf das eigene Leben betrachtet, aber auch den Körper und die Gesundheit einbezieht. In welcher Kultur ist ein Mensch aufgewachsen? Was waren politische Ereignisse, politische Größen, die das eigene Leben geprägt haben und prägen (Kulturbiografie)? In der Mythobiografie geht es um die Weltanschauung, Religion und Spiritualität. Nahezu jeder Lebensbereich kann durch einen eigenen biografischen Strang oder Faden biografisch gesondert betrachtet werden. Dabei geht es immer darum, Vergangenheit, Gegenwart und Zukunft miteinander in Einklang zu bringen und als Ganzes zu betrachten. Dieser Dreiklang trägt das Hier und Jetzt. Die Vergangenheit ist der Rucksack, der getragen wird, die Zukunft darf vermutet, erhofft, gewünscht werden. Sie ist Weg und Ziel zugleich. Aber das Heute ist der Ort, an dem man handlungsfähig ist, Einfluss nehmen, Urheber der individuellen Lebensmelodie werden kann.

Biografiearbeit ist in verschiedenen Feldern verankert, bzw. hat sich innerhalb dieser Felder entwickelt. Sie ist vergleichbar mit einem Baum. Die drei Hauptwurzeln sind die Sozial- und Erziehungswissenschaften, die Psychotherapie und Psychologie und die Geschichtswissenschaften.

Nebenwurzeln findet man auch einige, unter anderem in den Literaturwissenschaften, der Ethnologie, auch in der Anthropologie und der Anthroposophie.

Der Stamm ist die zentrale Mitte. Sie steht für die Identität als zentrales Thema der Biografiearbeit.

Die Krone ist die breitgefächerte Methodik in einem definierten Bezugsrahmen. Mit Bezugsrahmen sind die verschiedenen Orte und Situationen gemeint, in welchen Biografiearbeit zum Einsatz kommt. Das sind beispielsweise Erzählcafés oder Schreibwerkstätten, Kunstateliers, Kliniken und Praxen und andere Orte. Ingrid Miethe definiert Biografiearbeit wie folgt:

> „Ausgehend von einem ganzheitlichen Menschenbild ist Biografiearbeit eine strukturierte Form der Selbstreflexion in einem professionellen Setting, in dem an und mit der Biografie gearbeitet wird. Die angeleitete Reflexion der Vergangenheit dient dazu, Gegenwart zu verstehen und Zukunft zu gestalten. Durch eine Einbettung der individuellen Lebensgeschichte in den gesellschaftlichen und historischen Zusammenhang sollen neue Perspektiven eröffnet und Handlungspotenziale erweitert werden." (Miethe 2017, S. 24)

A.2.6 Exkurs: Anthroposophische Biografiearbeit

Anthroposophische Biografiearbeit nimmt im weiten Feld der Biografiearbeit eine besondere Stellung ein, weil sie in der Anthroposophischen Medizin verankert ist und damit fester Bestandteil der ganzheitlichen Betrachtung eines Menschen in seinem Umfeld. Das gleiche gilt für Anthroposophische Kunsttherapie. Anthroposophische Biografiearbeit basiert auf dem Menschen- und Weltbild Rudolf Steiners (1861-1925), der Anthroposophie. Die in Brasilien geborene Ärztin Dr. G. Burkhard und der niederländische Arzt Dr. B. Lievegoed gelten als Pioniere der Anthroposophischen Biografiearbeit. Die Anthroposophie findet heute ihren Ausdruck vor allem in der Waldorfpädagogik, der Anthroposophischen Medizin und der biologisch-dynamischen Demeter-Landwirtschaft. Biografische Ordnungssysteme, Kunst und Kunsttherapie haben in der Anthroposophie große Bedeutsamkeit und werden, sowohl in der Pädagogik, wie auch in der Anthroposophischen Medizin gezielt eingesetzt.

Natürlich betrachtet auch die Anthroposophische Biografiearbeit das Leben als persönlichen Entwicklungsweg mit dem Ziel, Lebensmotive und Lebenssinn zu erfahren. Biografiearbeit wird als lohnenswerte Entwicklungsarbeit verstanden, um Selbstheilungskräfte zu aktivieren, Identität zu entwickeln und die Kompetenz zu erlangen, das eigene Leben zunehmend selbst gestalten zu können. Der Wert der biografischen Arbeit besteht darin, das Vertrauen zu stärken, dass alles, was im Leben geschieht, grundsätzlich verstehbar ist, auch wenn man es selbst noch nicht versteht. Biografiearbeit geht davon aus, dass das, was im persönlichen Leben geschieht, auch zu bewältigen ist, und dass es bedeutsam für das eigene Leben ist. Die Hilfe und Unterstützung anderer darf und soll durchaus angenommen werden.

Anthroposophische Biografiearbeit und auch Anthroposophische Kunsttherapie beziehen sich immer auf die Rhythmen und Gesetzmäßigkeiten des Lebens, die die Anthroposophische Medizin beschreibt. Hinzu kommt ein komplexes Wissen über die Qualitäten der vier Elemente Feuer, Wasser, Erde, Luft und der vier Temperamente des Menschen, Bezüge zu unserem Sonnensystem und seinen Planeten.

Das melancholische Temperament wird der Erde, dem Mineralreich und dem Leben als Grundlage jeder Existenz zugeordnet. Das phlegmatische Temperament steht mit dem Element Wasser in Verbindung, dem Pflanzenreich, dem Rhythmus und dem Klang. Das sanguinische Temperament wird dem Element Luft zugerechnet und das cholerische dem Element Feuer. Luft und Licht, sowie das Tierreich, gehören zusammen, wie das Feuer, die Wärme und der Mensch.

Alle Naturreiche (Mineralreich, Pflanzenreich, Tierreich) vereinen sich in jedem Menschen in einzigartiger Harmonie. Der Mensch hat zudem drei Lebenssysteme. Das Nerven-Sinnessystem, dem das formende Denken, *der kühle Kopf*, zugeordnet wird und das Stoffwechsel-Gliedmaßensystem, zu dem willensstarkes Handeln und Wärme gehören, bilden zwei Pole. Das verbindende, ausgleichende Lebenssystem ist die rhythmische, bewegte und ausgleichende Herz- und Atemregion des Fühlens. Polarität und Ausgleich kommen in diesem System zum Ausdruck. Jede anhaltende Verschiebung in die eine oder andere Richtung führt zu einer Störung des Organismus, erfährt wiederum Ausdruck in psychischer und physischer Krankheit.

Jedes natürliche Phänomen der äußeren Welt beinhaltet Qualitäten. Die Verbindungen der Qualitäten untereinander ergeben ein großes Ganzes, das ohne jedes einzelne Element nicht existieren kann. Die Anthroposophie bezieht sich auf ein tiefgründendes Ordnungssystem aus Naturphänomenen, deren Qualitäten, Wirkungsweisen aufeinander und Zusammenhänge untereinander. Der einzelne Mensch ist dazu aufgerufen, sich innerhalb dieser großen Ordnung in seinem individuellen Lebensmuster zu erkennen, aber auch geborgen zu wissen.

Die menschliche Entwicklung unterliegt vor allem drei Lebenssträngen, die ineinander verflochten sind: Ein Strang ist das Erbe der Herkunftsfamilie und damit die mütterliche und väterliche Ahnenreihe. Der zweite Strang ist die Umgebung, die Geschwisterfolge, das Lernumfeld sowie die Kultur und Sprache, in der der Mensch aufwächst. Der dritte Strang umfasst die Verwirklichung der persönlich bedeutsamen Lebensthemen und das Erkennen, was dieser einzigartige Mensch der Welt zu geben hat. Die Anthroposophische Biografiearbeit basiert auf Sieben-Jahres-Rhythmen, die man auch als Jahrsiebträume mit spezifischen Entwicklungsaufgaben bezeichnen kann. Der Siebener-Rhythmus bezieht sich auf den Mondrhythmus der Erde, und somit wiederum auf das Planetensystem. Ein Mondzyklus beinhaltet vier mal sieben Tage, zwei Halbmondphasen, die Dunkelmond- und die Vollmondphase. Ein:e anthroposophisch ausgebildete:r Biografiebegleiter:in kennt noch weitere Rhythmen. Interessant ist in dem Zusammenhang, dass sich alle sieben Jahre auch alle menschlichen Körperzellen einmal komplett umgewandelt und damit ausgetauscht haben. Das bedeutet, dass jeder Mensch nach ungefähr jeweils sieben Jahren auch einen vollständig neuen Körper bewohnt. Laut Anthroposophischer Biografiearbeit findet im Alter von 0 bis 21 Jahren die Körperentwicklung als Lebensgrund und Basis statt, von 21 bis 42 Jahren die seelische Entwicklung und von 42 bis 63 Jahren die geistige Entwicklung. Die seelische Entwicklung meint die Entwicklung des Potenzials eines Menschen, die Ausbildung seines Charakters und das Erkennen und Einsetzen der Fähigkeiten und persönlichen Stärken. Wir richten unser Leben ein. Die geistige Entwicklung hat zum Ziel, zunehmend soziale Verantwortung zu übernehmen und die eigenen Erkenntnisse und Errungenschaften weiterzugeben. Ab einem Alter von 63 Jahren gewinnt man eine neue Freiheit und Raum für persönliche Herzensthemen. Es ist auch die Zeit, sich mit dem Leben zu versöhnen. Natürlich gibt es innerhalb dieses grob skizzierten Systems immer auch individuelle Abweichungen. Krisen werden als Werkzeuge verstanden, wodurch Entwicklung erst möglich wird. Wichtige Themen bestimmter Lebensphasen spiegeln sich in anderen Lebensphasen und tauchen wieder auf. Der Blick in die Vergangenheit beinhaltet immer auch den Blick nach innen, der oft schmerzhaft ist. Der Verlust von Gewohntem und Vertrautem konfrontiert mit Einsamkeit. Die Einzigartigkeit des persönlichen Lebens kann aber in eine Allgemeingültigkeit erhoben werden und wird somit zukunftsweisend. Den Schmerz als Ursprungsort von Sehnsucht zu fühlen, befreit die verletzenden Erfahrungen der Vergangenheit und eröffnet die Möglichkeit der Verwandlung. Anthroposophische Biografiearbeit und Kunsttherapie sind komplex und vielschichtig. In diesem Rahmen kann bei Interesse nur auf entsprechende Literatur und anthroposophische Fort- und Weiterbildungen verwiesen werden. Anthroposophische Medizin erweitert und ergänzt die Medizin, wie sie an staatlichen Universitäten gelehrt wird, wie das auch bei der Chinesischen oder Ayurvedischen Medizin der Fall ist. Die beiden ersten deutschen Hochschulen für Kunsttherapie in Nürtingen und Ottersberg haben ihren Ursprung in der Anthroposophischen Kunsttherapie, deren Vertreter sich auch anderen Ansätzen aus Kunst, Therapie und Medizin geöffnet und sich vernetzt haben.

A.2.7 Wie funktioniert Erinnern?

Neurobiologie, Anatomie und Medizin beschäftigen sich mit dem komplexen Zusammenspiel von Gehirnstrukturen, Gedächtnisfunktionen sowie neuronalen und hormonellen Steuerungsprozessen. Manche Strukturen des menschlichen Gehirns sind für das Erinnern besonders wichtig. Die Sinnesorgane leiten äußere Reize ins *Limbische System* weiter. Dort wird entschieden, was dauerhaft in den verschiedenen Gehirnregionen gespeichert wird. Die *Amygdala* (der Mandelkern) reagiert auf starke Emotionen und ist für die Übertragung ins Langzeitgedächtnis zuständig. Sie verarbeitet auch Stress. Der *Hippocampus* bildet Gedächtnisinhalte und speichert sie. Er ordnet emotionale Erfahrungen in einen Kontext ein. Auch an Lernprozessen ist er beteiligt. Bei extrem hoher emotionaler Erregung wird der Austausch der Amygdala mit dem Hippocampus gestört. Dies ist bei Traumatisierung der Fall. Das *Broca Areal* und das Wernicke-Zentrum bilden zusammen das Sprachzentrum. Es ist für das Sprechen und das Sprachverständnis zuständig. Sprache als Kommunikationsmittel ist ein Werkzeug zur Lebensgestaltung und des persönlichen Ausdrucks, somit auch der Identität. Emotionalität hat immer auch Auswirkungen auf die Sprache. Manche besonders intensiven, emotionalen Erlebnisse der Vergangenheit und Gegenwart können aufgrund der neurophysiologischen Verarbeitung im Gehirn nicht verbalisiert werden, selbst wenn der betroffene Mensch es wollen würde. Emotionen finden ihren Ausdruck jedoch immer in Bildern und Symbolen. Die Erfahrung hat gezeigt, dass traumatisierte Menschen ihre furchtbaren Erfahrungen ohne Retraumatisierung auf Papier zum Ausdruck bringen können. Durch ihre Handlungsfähigkeit in der Gestaltungssituation ist es den Betroffenen scheinbar möglich, unbewusst selbst zu steuern, welche Inhalte zur Bearbeitung ins Bewusstsein kommen dürfen und welche (noch) nicht. Viele traumatisierte Menschen malen und schreiben aus sich selbst heraus, um das Erlebte in ihr Leben integrieren zu können. Im therapeutischen Umfeld bedarf es hier sensibler Begleitung, wenn es erwünscht ist.

Neuner, Catani und Schauer (2021) erklären das Erinnerungsnetzwerk gut verstehbar im Zusammenhang mit Traumaerleben. Im Folgenden wird stark vereinfacht dargestellt, wie Erinnern grundsätzlich im Alltag funktioniert. Menschliche Erinnerungen werden in zwei unterschiedlichen Gedächtnissystemen abgespeichert, dem assoziativen Gedächtnis und dem Kontextgedächtnis. Beide arbeiten normalerweise unauffällig in neurokognitiven Prozessen zusammen. Die oben genannten Strukturen bilden hierfür die anatomischen und funktionalen Grundlagen.

Assoziative Netzwerke sind das primäre Gedächtnissystem für emotionale Erlebnisse. In der Narrativen Expositionstherapie werden sie als *Heißes Gedächtnis* bezeichnet. Werden sensorische Gedächtnisinhalte, wie beispielsweise ein bestimmter Geruch, ein Bild, ein Klang oder eine andere sinnliche Wahrnehmungen aktiviert, reagiert das Gedächtnis mit Assoziationen. Assoziationen sind Gedanken, Gefühle, Körperreaktionen und andere, weitere sinnliche Elemente. Ein leuchtendes Lämpchen bedingt das Aufleuchten anderer, weiterer Lämpchen.

Abb. 2 Lämpchen-Netzwerk: Assoziatives Netzwerk

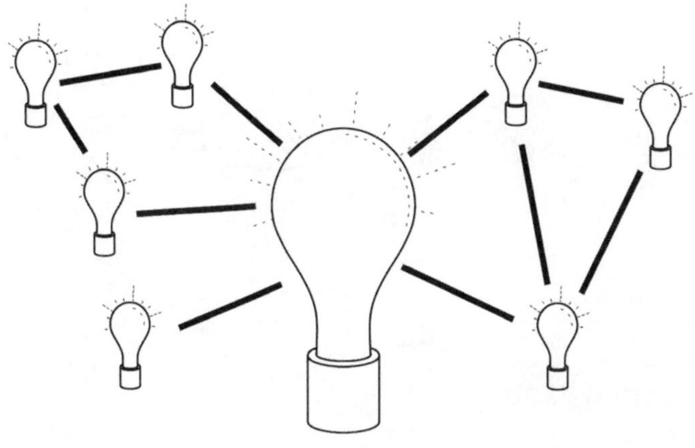

Emotionale Erlebnisse werden mit Gegenständen, Personen oder Orten verknüpft. Das bewirkt in den emotionalen Netzwerken, dass Reize, die von diesen Gegenständen, Personen und Orten ausgelöst wurden, und darauffolgende Reaktionen dieser Erfahrung, miteinander verbunden sind. Umso intensiver die Erfahrung emotional erlebt wurde, umso stärker bilden sich die Verknüpfungen aus. Damit kann ein einzelner Reiz, der einem Element aus dem gesamten Netzwerk ähnelt, die gesamte Netzstruktur aktivieren. Das Assoziative Gedächtnis ist ein Reiz-Reaktions-Netzwerk aus sensorischen, kognitiven, emotionalen und physiologischen Elementen.

Abb. 3 Bindungsstärke

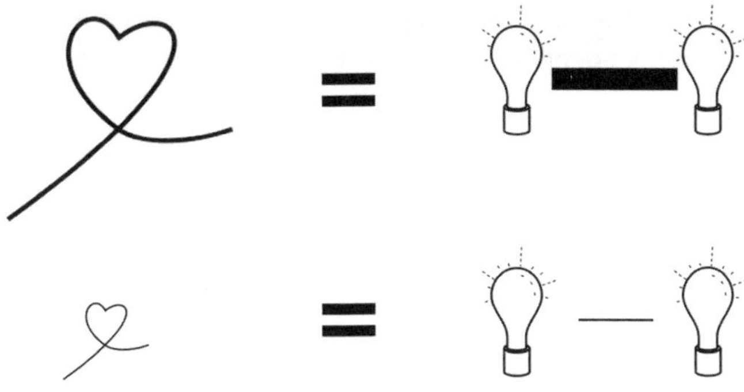

Abb. 4 Assoziatives Gedächtnis

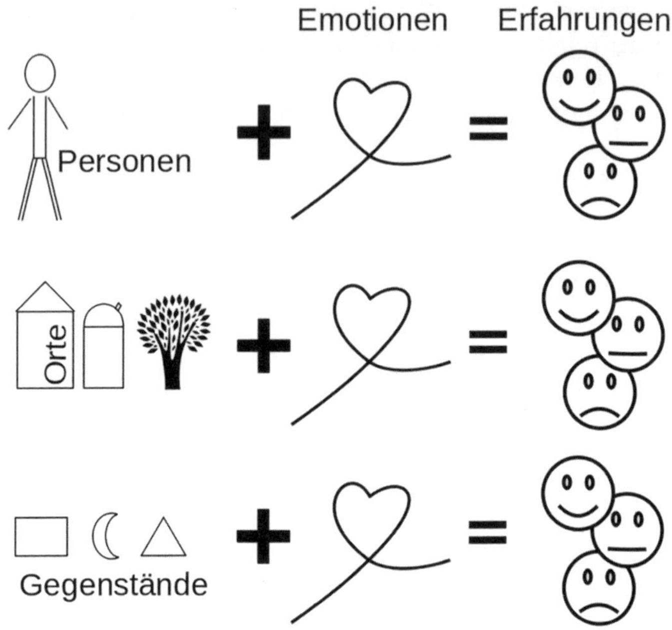

Das *Kontextgedächtnis* oder Kontextspeicher als hochentwickelte, kognitive Struktur ist das *Kalte Gedächtnis.* Es ist verbal gut zugänglich und speichert den räumlichen und zeitlichen Zusammenhang, in dem eine Erfahrung gemacht wird. Die gleiche Situation wird von unterschiedlichen Menschen unterschiedlich erlebt, entsprechend erhalten manche Reize Informationen und andere sind bedeutungslos, während für eine andere Person der gleiche Reiz durchaus von Bedeutung ist. Die räumliche und zeitliche Einordnung von Erinnerungen, also das autobiografische Gedächtnis, bilden den konzeptuellen Rahmen von Erfahrungen. Die Erlebnisse werden nach chronologischen und thematischen Ordnungsprinzipien im Kontextgedächtnis sortiert und festgehalten. Chronologie beinhaltet den Ablauf einzelner Ereignisse und die zeitliche Abfolge einzelner Erlebnisse innerhalb der Biografie. Thematisch wird die Biografie zudem in Lebensphasen unterteilt. Die Sortierung orientiert sich an für die Person bedeutenden Themen, wie Wohnorte, Bezugspersonen oder Tätigkeiten. Der autobiografische Kontext beinhaltet auch die Interpretation und Bewertung von Erlebnissen und stellt sie in sinnvolle Bedeutungszusammenhänge innerhalb der Biografie.

Abb. 5 Kontextgedächtnis

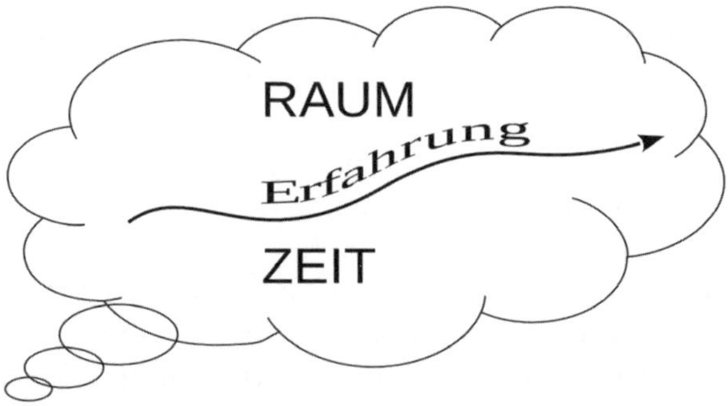

Weitere neurobiologische Faktoren, wie Hormone und Neurotransmitter, beeinflussen zudem das Gedächtnis. Sie bewirken, dass manche Erinnerungen zwar im assoziativen Gedächtnis gespeichert werden, aber nur fragmentarisch im Kontextwissen. Spiegelneuronen ermöglichen Mitgefühl. Und aktuell erforscht die Neurowissenschaft die Herzkohärenz oder Herzintelligenz aufgrund des nachgewiesenen, neuronalen Informationsflusses zwischen Herz und Gehirn, Gefühl und Verstand. Hier wird die Komplexität und das Faszinosum des menschlichen Erinnerungsvermögens deutlich.

Erinnern macht ein früheres Erleben in der Gegenwart lebendig. Durch die anderen Umstände der Gegenwart, beispielsweise eine wohlwollende Umgebung, (therapeutische) Begleitung und ein durch Lebenserfahrung erweiterter Handlungsspielraum darf die eigene Geschichte immer wieder neu und umgeschrieben werden.

A.3 Biografiearbeit im Rahmen einer Psychotherapie

Die Betrachtung der Lebensgeschichte ist immer ein wichtiger Bestandteil der therapeutischen Arbeit. Nur so können aktuelle Verhaltensweisen und Denkstrukturen besser eingeordnet und verstanden werden. Tiefenpsychologische und analytische Konzepte sowie die humanistischen Therapieschulen wie die Gestalttherapie nach Perls oder erfahrungsorientierte Ansätze wie die Experiencing-Theorie und Focusing-Therapie nach Gendlin bilden den Grund, aus dem heraus sich Kunsttherapie als eigenständiges, psychotherapeutisches Verfahren außerhalb der Anthroposophie entwickeln konnte. Kunsttherapie hat zwei Wurzeln. Eine davon ist die multimodale Psychotherapie, die andere Wurzel ist die bildende Kunst. Kunsttherapeutische Biografiearbeit eignet sich besonders als Methodik im verhaltenstherapeutischen Kontext. Nicht aufdeckende Analyse, sondern vor allem Ressourcenentwicklung und -stärkung, bewusstes Wahrnehmen und Erweiterung der Handlungsmöglichkeiten stehen im Fokus therapeutischen Handelns.

A.3.1 Stress und ein wirksames Gegenmittel – Selbstfürsorge

Die Folgen von Stress sind inzwischen hinreichend erforscht und bekannt. Chronischer, andauernder Stress ohne Erholungsphasen kann ursächlich zu psychischen Problemen bis hin zu Depression und Angsterkrankungen, Schmerzsyndromen bis hin zu Herz-Kreislauf-Erkrankungen, Stoffwechselstörungen und anderen schweren körperlichen Erkrankungen führen.

Wir Menschen sind aber aufgrund unserer Entwicklungsgeschichte gar nicht auf Sorglosigkeit und andauernde Entspannung ausgerichtet. Der steinzeitliche Säbelzahntiger lauerte unseren Vorfahren hinter jeder Ecke auf. Dies bedurfte einer erhöhten Aufmerksamkeit, um dem Tiger nicht zum Opfer zu fallen.

Auch heute gibt es noch immer Säbelzahntiger. Doch sind sie anderer Gestalt. Als moderne Menschen sind wir noch mehr Reizen aus unserer Umwelt durch technische Fortschritte ausgesetzt als unsere Vorfahren, angefangen vom Lichtschalter bis zu Staubsaugrobotern, die mit uns sprechen, und vielem mehr. Die sozialen Medien und Netzwerke vermitteln leicht den Eindruck die anderen führten ein viel glücklicheres Leben, hätten bessere Partner und die perfekte Life-Work-Balance gefunden. Wir Menschen neigen zum Vergleichen. Das ist menschlich, jedoch auch der Grund für Unzufriedenheit mit sich selbst. Dazu kommen Sorgen um die persönliche und gesellschaftliche Zukunft, Klimaveränderungen und die Informationsflut durch negative Nachrichten. Die Liste kann individuell erweitert werden. Sie löst Stress aus. Selbst Achtsamkeit ist inzwischen eine Art populäre Modeerscheinung geworden und führt letztlich auch wieder zu Stress, wenn der achtsame Lifestyle mit Yoga am Morgen, Breathwalk in der Mittagspause und Teezeremonie am Abend nicht zum persönlichen Leben passt. Dann fühlt es sich schnell so an, als habe man wieder einmal versagt.

Auf Stressfaktoren reagieren wir mit Selbstschutz auf eine Bedrohung des Selbst. Es folgen die typischen Stressreaktionen Fight (Kämpfen), Flight (Flüchten) und Freeze (Einfrieren). In der Steinzeit haben unsere Vorfahren auch exakt so körperlich reagiert, haben sich auf das Mammut gestürzt oder die eigenen Beine in die Hand genommen, um ihr Leben zu retten. Heute zeigt sich nach außen gerichteter Selbstschutz eher als innerer Kampf gegen die Stress auslösende Situation. Wir akzeptieren sie nicht und mobilisieren dabei jede Menge Energie, was sehr anstrengend ist. Die körperlichen Vorgänge mit der Ausschüttung körpereigener Stressbotenstoffe verlaufen ähnlich. Wir laufen immer schneller, höher, weiter oder ziehen uns aus der Realität zurück, beispielsweise durch Suchtverhalten, und flüchten so vor der bedrohlichen Situation. Im schlimmsten Fall erstarren wir zur Handlungsunfähigkeit.

Den Kampf führen wir mit unserem Umfeld oder mit uns selbst, was fast noch schlimmer ist. Dem Kämpfen entspricht die Selbstverurteilung. Oder wir flüchten in die Isolation, ziehen uns zurück, brechen vielleicht Kontakte ab. Dem Erstarren entspricht das Gefühl der Hilflosigkeit und Ratlosigkeit. Die Gedanken kreisen.

Die Gedanken werden eng. Entscheidungen können nicht getroffen werden und anderes. Vorboten und erste Anzeichen von Depression. Wir sehen nur noch unser Versagen, die Unzulänglichkeit, das Scheitern und greifen uns mit alldem selbst an.

Da das Alarmsystem dem ältesten Teil des Gehirns entspricht, kann die Antwort auf großen Stress auch tatsächliche Aggressivität auslösen und sich in Schreien, körperlichem Angriff wie auch in Türen schlagen und Weglaufen äußern. In Situationen, die wir als unsicher und bedrohlich einstufen, reagieren Menschen kaskadenförmig. Die Gehirn- und Nervenstrukturen haben sich entwicklungsgeschichtlich immer weiterentwickelt. Das bedeutet, dass wir in einem Zustand der Unsicherheit zunächst auf entwicklungsgeschichtlich *jüngeres* Verhalten zugreifen und wenn dieses nicht funktioniert auf ältere Reaktionsmuster. Dies alles geschieht unbewusst. Konkret bedeutet das, auf gefühlte Bedrohung zunächst mit sozialer Interaktion zu reagieren. Wir lächeln, versuchen auf den anderen zuzugehen. Greift dieser Versuch nicht oder sprechen erlernte Erfahrungen dagegen, springt der Kampf- oder Fluchtmodus mit einem erhöhten Pulsschlag, Adrenalinausschüttung, Körperspannung und weiteren körperlichen Reaktionen an. Der Aggressionslevel steigert sich zunehmend. Lässt die Situation weder Flucht noch Kampf zu, wechselt der Modus in Erstarrung oder Erschlaffung, ein Zustand der alle Energie bündelt, um bei einer sich vielleicht doch noch ergebenden, letzten Möglichkeit reagieren zu können.

Neben dem Alarmsystem gibt es ein weiteres System im Gehirn. Es ist das Antriebssystem. Während das Ziel des Alarmsystems Sicherheit ist, ist das Ziel des Antriebsystems Wachstum, Zufriedenheit und Erfüllung. Es ist das System, das sich auf Wettbewerb einlässt und uns antreibt, Ziele zu erreichen. Damit hat es einen großen Nutzen, birgt aber auch eine weitere Gefahr. Die Kollegin erledigt die gleiche Arbeit in nur der Hälfte der Zeit. Die Nachbarin hat für ihre Kinder immer Kekse und eine Flasche Wasser auf dem Spielplatz dabei, während ich nie daran denke.

Wie hoch setzen wir unsere Ziele? Wie viele Opfer sind wir bereit, zu erbringen, um dem inneren Antreiber und dem inneren Kritiker gerecht zu werden? Überforderung, aber auch Unterforderung und Langeweile führen zu Stress.

Woran erkennst du Stress? Wie reagiert dein Körper (z. B. mit Schlafstörungen, Schmerzen, Hunger …)? Wie reagiert deine Seele (übermäßige Selbstbezogenheit, Ängste, Grübeln …)? Verändert sich dein Verhalten in stressigen Situationen (Putzen, Kontrollieren, Essen, Nicht-Essen …)?

Ein drittes System im Gehirn von Menschen und Säugetieren wirkt den beiden anderen Systemen entgegen. Es ist das Fürsorgesystem. Sinnliche Berührung und sanfte Klänge aktivieren dieses System und beruhigen das Bedrohungs- und das Antriebssystem. Es gibt nicht ständig etwas zu leisten. Es reicht, Erfahrungen zu machen. Dann ist es möglich, (wieder) zu entspannen. Eine sehr einfache Möglichkeit, sich zu beruhigen, ist es, sich selbst eine unterstützende Berührung zu schenken, zum Beispiel eine Hand aufs Herz zu legen. Unauffälliger ist ein zartes Streichen über den Unterarm oder eine Hand auf den Oberschenkel zu legen. Unbewusst führen wir solche Berührungen aus, indem wir durch den (imaginären) Bart streichen oder mit der Hand die Schläfen massieren. Durch die Berührung wird das Stresshormon Cortisol nachweislich reduziert.

Selbstfreundlichkeit ist die Antwort auf Selbstkritik. Wie wäre es, sich selbst mit einer ebensolchen Freundlichkeit zu behandeln wie den guten Freund / die gute Freundin? Wie würde man dem Freund oder der Freundin in der gleichen Situation begegnen? Sich selbst Wärme, Trost und Geborgenheit schenken, sich selbst Mut zusprechen, wie es die beste Freundin, der beste Freund tun würde, besonders in krisenhaften Zeiten, ist Selbstfreundlichkeit.

Verbundenheit mit anderen antwortet auf Rückzug und Isolation. Wir sind alle Menschen. Menschen machen Fehler. Keiner erwartet, dass jemand fehlerlos sein müsse.

Achtsamkeit, Präsenz im Hier und Jetzt, hilft gegen Grübeln und Gedankenkreisen. Wir dürfen fühlen. Wir dürfen enttäuscht sein, weil das Leben gerade nicht so ist, wie wir uns das wünschen würden. Deswegen ist aber nicht das ganze Leben eine einzige Enttäuschung. Können wir anerkennen, was ist? Vielleicht erlauben wir uns ein bisschen Staunen. So ist das jetzt also? Das ist also Enttäuschung. Das ist Wut. Das ist Einsamkeit. Achtsamkeit ist nicht gleich stundenlanges Meditieren, sondern ein Gewahrwerden der Situation, wie sie gerade ist, ohne etwas zu verändern und ohne etwas festzuhalten. Schauen – Beobachten – Weiterziehen-lassen.

Mindful Self-Compassion (Achtsames Selbstmitgefühl) wurde von Kristin Neff und Christopher Germer grundlegend erforscht und beinhaltet die drei Säulen Selbstfreundlichkeit, Verbundenheit mit anderen Menschen und Präsenz im Hier und Jetzt. Ausgehend von der Grundannahme, dass Achtsamkeit und Selbstmitgefühl grundlegende menschliche Fähigkeiten sind, wird MSC inzwischen weltweit unterrichtet. Die Vision ist eine friedvolle Gesellschaft, in der wertschätzende, herzliche Begegnungen möglich sind und die Bedürfnisse aller Wesen geachtet werden.

Selbstmitgefühl ist sowohl liebevoll, umsorgend und bestätigend als auch kraftvoll, motivierend und schützend. Die Forschungsergebnisse beweisen, dass sich Ängste und Depressionen vermindern und herausfordernde Situationen mit Selbstmitgefühl besser bewältigen lassen. Die zentrale Frage des Selbstmitgefühls lautet immer: Was brauche ich gerade? Was ist möglich, um mir dieses Bedürfnis jetzt oder zeitnah zu erfüllen?

Vielen KlientInnen fällt es zunächst schwer, sich selbst gegenüber mitfühlend zu verhalten. Die verinnerlichten, kritischen Stimmen sind dominant und laut. Sich zu verdeutlichen, dass der Ursprung von Selbstkritik der Versuch ist, sich vor einer tatsächlichen oder erinnerten, bedrohlichen Situation schützen zu wollen, ist ein erster, entlastender Schritt. Der nächste Schritt ist, sich selbst die Erlaubnis zu geben, den Schmerz, der durch die Selbstkritik entsteht, fühlen zu dürfen. Anschließend ist es möglich, den inneren Kritiker bewusst in Frage zu stellen. Es wird zunehmend leichter, sich mit sich selbst zu befreunden. Selbstmitgefühl schenkt dem eigenen Herz Liebe. Es kann passieren, dass es sehr schmerzlich ist, durch das Selbstmitgefühl zu spüren, was im eigenen Leben gefehlt hat und welche Zuwendung so sehr vermisst wurde. Das sollte uns aber nicht abhalten, den Mut aufzubringen und neue Wege zu suchen, wie alter Schmerz heilen kann.

Kreatives Gestalten und Biografiearbeit sind aktive Selbstfürsorge, die Selbstmitgefühl in Krisenzeiten und Selbstfreundlichkeit als Prävention zum Schutz vor Krisen beinhaltet. Mit voller Aufmerksamkeit mit sich und dem Kunstwerk sein, in liebevoller Verbundenheit mit sich selbst und anderen im Hier und Jetzt ankommen, Anker setzen und ruhiger werden.

Kognitive Verhaltenstherapie (KVT)

Die kognitive Verhaltenstherapie geht davon aus, dass sichtbares Verhalten und Denkmuster erlernt wurden und diese Muster mit bestimmten Gefühlen und Körperreaktionen einhergehen. Um einen ersten Eindruck der Problematik des Klienten zu bekommen, wird häufig das SORKC-Modell nach F. Kanfer verwendet. Es ist eine Erweiterung des operanten Konditionierens, das besagt, dass ein bestimmter Impuls eine Reaktion, also ein bestimmtes Verhalten auslöst (Stimulus-Response). Je nachdem, ob die Konsequenz, die sich aus diesem Verhalten ergibt als angenehm oder unangenehm empfunden wird, wird sich die Handlung mehr oder weniger häufig wiederholen. Mithilfe des SORKC-Modells wird eine gegenwärtige Lebenssituation genauer analysiert.

Inhalte und Themen an welchen in der Therapie gearbeitet werden soll, werden so fokussiert. Die *Situation* steht exemplarisch für komplexe Themenfelder im Hintergrund. Zunächst wird die Situation der Klient:in beschrieben und von der Therapeut:in möglichst neutral wiederholt, um sich zu vergewissern, dass alles richtig verstanden wurde. Das O steht für *O*rganismusvariable, die sich in der Therapie auf die Fähigkeit zur Selbstregulation der Klient:in bezieht. Die Klient:in wird nach ihren Glaubenssätzen, ihrer Haltung und Einstellung zur Situation befragt, anschließend zu ihren *R*eaktionen auf diese. Die Klient:in wird sich so ihrer physiologischen, kognitiven und emotionalen Reaktionen sowie ihrem Verhalten in der Situation bewusst. Auch die kurz-, mittel- und langfristigen Konsequenzen (*C*onsequences), die auf ein bestimmtes Verhalten folgen, werden erarbeitet. *K*ontingenz meint im klassischen Sinn die Häufigkeit, in der ein Verhalten auf einen bestimmten Reiz in Verbindung mit positiven oder negativen Konsequenzen folgt. In der Praxis könnte man gemeinsam überlegen, wie man in einer gleichen oder ähnlichen Situation anders reagieren könnte. Das Ziel ist, die Fähigkeit zu entwickeln, schädigendes Verhalten durch eine neue Entscheidung zu ändern. Die KVT ist die sogenannte zweite Welle der Verhaltenstherapie. In der dritten Welle werden mehr die Emotionen fokussiert und der Umgang mit Denkmustern bearbeitet. Achtsamkeitsbasierte Verfahren werden angewendet. Achtsamkeit oder Präsenz ist Aufmerksamkeit ohne emotionale oder intellektuelle Verzerrung. Das bloße Wahrnehmen und Beobachten der Gedanken, Gefühle und Handlungsimpulse ermöglichen eine Annäherung an die Wirklichkeit im Hier und Jetzt.

Vielleicht folgt auf die dritte eine vierte Welle der Verhaltenstherapie. Spannende und interessante Forschungsergebnisse liefern die Glücksforschung und die Positive Psychologie, die 1998 von Martin Seligmann begründet wurde. Die Positive Psychologie grenzt sich von den psychologischen Schulen ab, die Störungsbilder und pathologische Muster in den Fokus setzen. Ihre Vertreter nehmen die Perspektive ein, ihre Aufmerksamkeit darauf zu richten, was einen Menschen wachsen und „erblühen“ lässt (Flourishing) und was subjektives Wohlbefinden fördert.

Zunehmend fließen diese Erkenntnisse auch in die biografische und therapeutische Arbeit mit ein.

Für einen achtsamen Moment

- Was denke ich gerade?
- Welche Gefühle habe ich?
- Was erzählt mir mein Körper?
- Was brauche ich jetzt?
- Welche Möglichkeiten habe ich, im Moment gut für mich zu sorgen?

A.3.2 Die Posttraumatische Belastungsstörung (PTBS)

Definition und erste Hilfe

Für biografisches Arbeiten ist die Posttraumatische Belastungsstörung besonders relevant, weil die Störung erst Wochen bis Monate nach dem auslösenden Ereignis auftritt. Erinnerungen haben in der Biografiearbeit ihren besonderen Wert. Bei der PTBS tauchen gefahrvolle Erinnerungen auf. Erinnerungen und Träume (Intrusionen) beinhalten dann das wiederholte Erleben einer außergewöhnlichen Bedrohungssituation, die meist mit Todesangst einhergeht. Das kann ein Autounfall, Missbrauchserleben oder eine Naturkatastrophe, genauso wie Kriegs- und Gewalterleben oder auch eine schwere Krankheit sein.

Kennzeichnende Symptome einer PTBS sind Intrusionen und Flashbacks sowie eine überdurchschnittlich hohe vegetative Übererregtheit. Der Mensch ist übermäßig wachsam, damit auch angespannt und schreckhaft. Es kommt zu Schlaf- und Konzentrationsstörungen, Reizbarkeit bis zu Angst- und Wutzuständen. Begleitend können psychosomatische Syndrome auftreten und dissoziative Zustände erlebt werden. Um mit den sich aufdrängenden Erinnerungen und den daraus folgenden Reaktionen umzugehen, entwickeln die Patient:innen Bewältigungsstrategien. Die Strategien sind ihnen mehr oder weniger bewusst und begründen die hohe Komorbidität wie Depression oder Substanzmittelmissbrauch. Die Versuche, mit dem Leben zurechtzukommen, können so weit gehen, dass die Patient:innen gar keinen Zugang mehr zu bewussten Erinnerungen an die Vergangenheit haben, jedoch somatoforme Störungen und Schmerzsyndrome bewältigen müssen.

Flashbacks stellen eine intensive Form von Intrusionen dar. Intrusionen sind besonders belastende, verstörende Erinnerungen. Als Flashbacks bezeichnet man das intensive Wiedererleben der traumatischen Situation. Es ist vergleichbar mit einem erneuten Eintauchen in die Vergangenheit, verbunden mit Todesangst und kombiniert mit unkontrollierbaren vegetativen, affektiven und körperlichen Reaktionen. Im Unterschied zu normalen Erinnerungen sind Flashbacks nicht kontrollierbar. Die auslösenden Reize können von den Betroffenen oft nicht zugeordnet werden.

Traumatisierte Menschen dissoziieren. Anlass ist dafür häufig ein Flashback oder ein sensorischer Reiz. Für eine unerfahrene Begleitung können Dissoziationen sehr beängstigend und verstörend wirken. Das Spektrum von Dissoziation reicht von Alltagsdissoziationen (in eine Arbeit vertieft sein und nicht hören, dass das Telefon läutet) bis hin zur komplexen Dissoziation traumatisierter Personen. Während der traumatischen Erfahrung bedeutet die Fähigkeit zur Dissoziation vor allem seelischer Schutz in einer Situation völliger Hilflosigkeit und Ohnmacht. Emotionen und Gedanken, Körperempfindungen, wie Herzrasen, Schwitzen, Muskelanspannungen oder Schmerzen und der äußere Kontext der Situation, wie Tageszeit, Raum-, Lichtverhältnisse beispielsweise, werden in Folge nur isoliert und abgespalten vom Gesamtgeschehen im Gedächtnis gespeichert. Dies wiederum hat aber nun zur Folge, dass nur Erinnerungssplitter an die schreckliche Erfahrung existieren oder auch gar keine. Die Verarbeitung wird erschwert. Auch kann aufgrund des blockierten Hippocampus und des blockierten Sprachzentrums im Gehirn oft nicht verbalisiert werden, was dem Menschen widerfahren ist. Der Austausch zwischen dem Assoziativen Netzwerk und dem Kontextspeicher wird im Traumaerleben unterbrochen. Es findet keine Vernetzung der beiden Systeme statt.

Von außen machen sich Dissoziationen durch Kontaktverlust bemerkbar. Der Mensch reagiert möglicherweise nicht mehr auf äußere Ansprache. Er wirkt entweder wie erstarrt oder der Körper erschlafft bis hin zur Ohnmacht. Auch andere körperliche Reaktionen wie starkes Zittern, Schwitzen, Missempfindungen oder gar kein Körpergefühl können auftreten. Ein scheinbar harmloser Reiz in einer nach Außen harmlos und alltäglich wirkenden Situation, löst dann Intrusionen und Flashbacks aus. Der Reiz triggert die Wahrnehmung der Person und entkoppelt sie vom gegenwärtigen Erleben. Kommt der Mensch wieder zu sich, in seine

Einheit zurück, wirken kurzzeitig die Grenzen zwischen Raum und Zeit verschoben und verschwommen. Der Mensch zeigt sich vielleicht desorientiert oder geht direkt in das eigentliche Tun über. Sich nicht gegen solche Zustände wehren zu können, ist für die Betroffenen furchtbar. Es bedeutet für sie, die Kontrolle über das eigene Leben zu verlieren und nicht mehr handlungsfähig zu sein.

Eine Patientin berichtete, wie sie im Alter von 40 Jahren auf einer Reha-Maßnahme zur Behandlung einer Knieoperation durch taufrisches, feuchtes Gras barfuß lief. Sie erlebte daraufhin erstmals in ihrem Leben ein Flashback in ihre Kindheit. An diese hatte sie viele bewusste und zugleich extrem negative Erinnerungen. Das achtsame Gehen mit nackten Füssen, einer scheinbar harmlosen Übung, war der Beginn weiterer schrecklicher Erfahrungen unkontrollierbarer Flashbacks, die bis zu diesem Zeitpunkt sicher im Unbewussten und im Körperbewusstsein bewahrt und verschlossen waren. Viele Jahre schmerzlichen Weges mit psychotherapeutischer Begleitung und Klinikaufenthalten folgten.

Bemerkt eine Begleitung einen beginnenden Kontakt- oder Reaktionsverlust, ist es ratsam, sofort mit direkter Ansprache laut und deutlich darauf zu reagieren und Fragen zu stellen. *Sind Sie noch bei mir? Schauen Sie mal nach dem größten blauen Objekt in diesem Raum! Was in diesem Raum ist rund? Spüren Sie den Boden unter den Füßen?* Wenn ein Erschlaffen bemerkt wird, ist Bewegung und angeleitete Anspannung angebracht. *Schließen Sie mal kurz ihre Hände zu Fäusten! Schlagen Sie die Beine übereinander! Massieren Sie sanft ihre Ohren!* Bei Erstarren ist es hilfreich, in ein bewusstes, aber kontrolliertes Entspannen hineinzuführen. Fragen Sie immer, ob Sie einen Menschen berühren dürfen und tun Sie es im Zweifelsfall bitte nicht. Intensive Gerüche (wie Pfefferminze), intensiver Geschmack (Zitrone, extrem süße oder saure Kaubonbons), auch kaltes Wasser oder ein Eisbeutel helfen. Eine beginnende Dissoziation zu stoppen bedeutet entschiedenes Stören. Empathische Zuwendung ist unangebracht.

Narrative Expositionstherapie (NET)

Das wissenschaftlich fundierte und evidenzbasierte Verfahren der Narrativen Expositionstherapie (NET) ist ein Therapieverfahren zur Behandlung von mehrfach und komplextraumatisierten Menschen. Diese Kurzzeittherapie wurde von Maggie Schauer, Frank Neuner und Thomas Elbert entwickelt. Das Erlernen des Verfahrens ist nicht nur Psychologen und Ärzten vorbehalten. Randomisiert kontrollierte Studien haben gezeigt, dass das pragmatische Vorgehen der NET auch von geschulten Laientherapeuten in Kriegsgebieten und Flüchtlingslagern schnell und effektiv eingesetzt werden kann. Damit ist schnelle Hilfe auch dann möglich, wenn das Gesundheitssystem überlastet oder unterqualifiziert ist. NET kommt noch überwiegend bei Menschen mit Kriegs- und Fluchterfahrungen zum Einsatz. Erfolgsversprechend erforscht wird aktuell die kultur- und kontextübergreifende, universelle Anwendung zur Behandlung der Posttraumatischen Belastungsstörung. Im Verlauf der Therapie wird die Bedeutung der Traumaerfahrung reflektiert. Das eigene Erleben wird auf Grundlage der Biografie verstehbar. Die Erzählung (Narration) steuert auf einen sicheren Ort zu, das Heute. Damit wird auch die Erinnerung zu einer sicheren.

Innerhalb der Narrativen Expositionstherapie erstellt die Patient:in gemeinsam mit der Therapeut:in eine schriftliche Autobiografie. Fragmentierte Erinnerungen werden somit in eine zusammenhängende, narrative Struktur gebettet. Das ermöglicht Verarbeitung. Kohärenz, das heißt, Sinn und Wert des eigenen Lebens zu spüren, wird erfahrbar. Visuell und damit (be-)greifbar wird der Lebensweg mit einem langen Seil veranschaulicht. Positive und negative Lebensereignisse werden in Form von unterschiedlich großen Steinen und Blüten hinzugefügt. Das ermöglicht einen Überblick über die Dauer des Lebens und die Chronologie der Ereignisse. Im Therapieprozess kann sich die Bedeutung und Gewichtung der Lebensereignisse verändern. Der Fokus ist in der Therapie auf emotionale Wendepunkte gerichtet. In welchen Momenten folgte auf Angst Beruhigung und Erleichterung? Wo war Sicherheit und Schutz, wenngleich auch nur für kurze Zeit, gewährleistet? Um das Trauma zu verarbeiten, werden die für den Betroffenen schlimmsten Emotionen und körperlichen Sensationen, insbesondere Ungeklärtes, herausgearbeitet. Das kann Schuld, Scham, Minderwertigkeitserleben, Trauer u. a. sein. Durch die mitfühlende Haltung der Therapeut:in werden korrigierende Beziehungserfahrungen und zwischenmenschliche Nähe ermöglicht. Die schriftliche, überarbeitete Lebensgeschichte erhält die Patient:in. Wenn sie es möchte, bewahrt die Therapeut:in eine Abschrift auf. Die erarbeiteten Erzählungen können Zeugnissen von Menschenrechtsverletzungen werden. (vgl. Neuner/Catani/Schauer 2021)

A.3.3 Schematherapie

Die Schematherapie wurde von Jeffrey Young und Kollegen in den 1990er Jahren entwickelt. Sie ist eine Erweiterung der Verhaltenstherapie. Die Aktivierung und Verarbeitung von Emotionen sowie zwischenmenschliche Beziehungen sind in der Schematherapie besonders bedeutsam. Frühe Lebenserfahrungen und schmerzhafte Kindheitserinnerungen werden im Lebenslauf immer wieder aktiviert, so dass sich individuelle Grundannahmen und Glaubenssätze formen. Somit nimmt die Biografiearbeit eine zentrale Stellung ein. Aus Erinnerungen, Emotionen, Kognitionen und Körperempfindungen entwickeln sich bestimmte Themen und Muster, die Schemata. Sie wirken im Hintergrund wie ein Autopilot und steuern Reaktionen. In der Kindheit waren bestimmte Verhaltensweisen sinnvoll und möglicherweise sogar überlebensnotwendig, obwohl anderes Verhalten aus der Erwachsenenperspektive verständlicher gewesen wären. Diese altersadäquaten Reaktionen durften aus Angst vor Konsequenzen aber nicht gezeigt werden oder sie wurden unpassend von der jeweiligen Bezugsperson beantwortet. In der gegenwärtigen Lebenssituation sind die aus der Not heraus erlernten Verhaltensmuster der Kindheit hinderlich bis belastend und sogar schädigend. Entstanden sind Schemata durch verletzte oder unversorgte Grundbedürfnisse. Analog zu den Grundbedürfnissen werden Schemadomänen beschrieben, die im Grunde die Folgen der Verletzung aufzeigen. Die Verletzung emotionaler Grundbedürfnisse in der Kindheit löst im Heute zu intensive, unpassend wirkende Gefühle aus, die sich kaum steuern lassen. Es gibt verschiedene Ausdrucksformen von emotionalen Schmerzen, z. B. Gereiztheit, Schuldgefühle, Wut, Neid und andere. Es reicht eine bestimmte Wortwahl oder eine Geste eines individuell bedeutsamen Menschen, um gespeicherte, unverarbeitete Erinnerungen auszulösen und emotional völlig übertrieben zu reagieren. Auf diese Weise zeigen sich dann alte, unerlaubte Gefühle der Vergangenheit in der Gegenwart. Die übertriebene Reaktion ist für Außenstehende oft nicht nachvollziehbar und führt in sozialen Kontakten zu Schwierigkeiten. Für Klient:innen ist es bedeutsam zu verstehen, dass problematische Verhaltensweisen aufgrund unerfüllter Grundbedürfnisse entstanden und gewachsen sind und nicht, weil sie als Person unzulänglich oder inkompetent wären. Für einen kleinen Menschen ist es eine große Leistung, gut für sich selbst zu sorgen, auch wenn das Verhalten nicht zu einer reifen, erwachsenen Person passt und daher im Heute problematisch ist. Dies anzuerkennen ist ein großer Schritt zur Heilung. Nur durch Würdigung und Annahme lassen alte Schmerzen nach.

Als Modi bezeichnet man die unterschiedlichen Persönlichkeitsanteile einer Person. Diese sind nicht gleichzusetzen mit realen Personen der persönlichen Geschichte. Sie haben sich aus prägenden Erfahrungen heraus entwickelt. Kindmodi beschreiben emotionale Zustände (z. B. das wütende, verlassene, traurige Kind). Elternmodi sind kritische, strafende und fordernde innere Anteile. Am bekanntesten ist der Innere Kritiker. Er kritisiert und wertet ab. Nicht weniger dysfunktional ist der Antreiber, der übermäßige Leistung, Disziplin und Pflichterfüllung fordert. Als Bewältigungsmodi bezeichnet man die Inneren Anteile, die erdulden und sich unterordnen, die Gefühle vermeiden und Distanz aufbauen. Sich unangemessen ablenken, übermäßig kontrollieren, manipulieren, sich selbst erhöhen oder ständig kämpfen sind ungünstige Bewältigungsstrategien. Die Bewältigungsmodi stehen wie Schauspieler auf der äußeren Bühne. Im Hintergrund agieren Kindmodi und Elternmodi. Es gibt auch Funktionale Modi. Diese Modi bewirken Sicherheit, Verbundenheit mit sich und anderen und schenken ein Gefühl von Zufriedenheit. Es sind die glücklichen Kindanteile und gesunden Erwachsenenanteile, die jeder Mensch auch in sich trägt. Die heutige Problematik einer Klient:in wird vor dem Hintergrund der Biografie eingeordnet und verstanden. Ungünstige und inadäquate Bewältigungsstrategien (Erdulden, Vermeiden, (Über-)Kompensieren) sollen identifiziert werden, um die dahinterliegenden Gefühle wieder sichtbar werden zu lassen. Nur das ermöglicht, neue, korrigierende, emotionale Erfahrungen machen zu können. Was braucht das innere Kind in der Gegenwart?

Das innere Kind bezieht sich auch hier nicht auf das Kind, das man in der Vergangenheit war. Das Kind, das man war, ist mit seinen Bedürfnissen und Gefühlen allein und bedürftig geblieben. Mit dem *innerem Kind* ist die Emotionalität der heute erwachsenen Person gemeint, wie sie sich im Lebenslauf herausgebildet hat. Ein Erwachsener kann flexibler, überlegter und angemessener reagieren, wenn er sich seine Bedürftigkeit und Emotionalität bewusst macht. (Selbst-)Mitgefühl, nicht zu verwechseln mit Mitleid, hat versorgenden, heilsamen Charakter. Mitleid ist etwas anderes. Mitleid ist bewertend und begünstigt eine abwertende oder selbsterhöhende Haltung.

Kindheit, Biografie und auf dem bisher zurückgelegten Lebensweg Gelerntes, sowie aktuelle Grundbedürfnisse, prägen die psychische Konstitution. Die Schematherapie integriert verschiedene Erklärungsmodelle welche Erfahrungen und Erlebnisse Einfluss darauf nehmen, wie wir Gefühle und Bedürfnisse regeln.

In der kunsttherapeutischen Biografiearbeit geht es im Besonderen darum, den glücklichen Kindmodus und den gesunden Erwachsenenmodus zu stärken. Im gesunden Erwachsenenmodus können wir reagieren und handeln, wie wir uns das vorstellen und vornehmen, und sinnvolle Entscheidungen treffen. Das glückliche Kind genießt und hat Spaß. Mit dem Blick in die Vergangenheit öffnen wir uns dem, was gefehlt hat oder uns verletzt hat. Nun geht es darum, das innere Kind selbst an die Hand zu nehmen und ihm zu geben, was es schmerzlich vermisst hat.

A.3.4 Akzeptanz- und Commitmenttherapie – ACT

Leiden gehört zum Leben und ist unabwendbar. Deshalb geht es im Leben nicht darum, immer glücklich zu sein, sondern darum, es nach den persönlichen Werten auszurichten und ihm Sinn zu geben. Diffuse Wertesysteme und eingeengte Selbstkonzepte begünstigen die Entstehung von psychischen Problemen. Der Kampf gegen das innere Erleben darf aufhören, ebenso das Bewerten und Urteilen. Annahme bedeutet jedoch nicht Passivität, sondern aktives Einverstandensein und ein angemessener Umgang mit Schwierigkeiten.

Stellen Sie sich vor, Sie finden einen Babytiger, beschließen, ihn zu behalten und füttern diesen. Sie merken sehr schnell, dass dieser immer mehr Zeit, Energie und Geld kostet. Er wird jeden Tag größer und bleibt ein wildes Tier … Haben Sie auch so einen Tiger zu Hause?

ACT antwortet auf das Fehlen von Leichtigkeit mit einer besonderen Form von Leichtigkeit, dem Humor. ACT arbeitet mit Metaphern. Metaphern sind Wortbilder, in denen die Worte aus einem Bedeutungszusammenhang in einen anderen transportiert werden. Metaphern können, wie auch Sprichwörter, in der kunsttherapeutischen Biografiearbeit wunderbar eingesetzt werden. Sie haben symbolischen Charakter und Wert.

ACT steht als Akronym für *A*ccept, *C*hoose directions und *T*ake action oder in Deutsch für *A*kzeptanz, *C*hancen ausloten für sinnvolles Handeln und *T*aten folgen lassen. Alle Gefühle dürfen gefühlt, Gedanken und Körperreaktionen angenommen und akzeptiert werden. Vorbehaltlos darf ein innerer Raum für alles geschaffen werden, was da ist. To act (engl.) bedeutet in der deutschen Übersetzung *verhalten, spielen, tun*; Action (engl.) bewusstes Handeln und Verhalten.

Ziele der Akzeptanz- und Commitmenttherapie sind die Stärkung der psychischen Flexibilität und die Entwicklung eines tieferen Gefühls der Identität, indem Werte selbst gewählt werden, an welchen man sich orientieren kann, ohne sich mit ihnen zu identifizieren. Psychische Flexibilität basiert auf sechs Säulen:

1. *Präsenz* im Hier und Jetzt – Gegenwärtigkeit: *Ich nehme wahr, worauf meine Aufmerksamkeit gerichtet ist.*
2. *Wertebewusstsein: Ich weiß, was mir wirklich wichtig ist.* Ein Wert ist etwas, das dem Leben Sinn und Bedeutung verleiht und danach fragt, wer man als Mensch sein möchte und für wen oder was man sich einsetzen möchte. Werte sind individuell, veränderbar und bedürfen keiner Rechtfertigung.
3. *Commitment: Für das, was mir wichtig und wertvoll ist, setze ich mich ein und werde aktiv.* Commitment meint die Bereitschaft, das eigene Leben angenehmer zu gestalten. Die Belastung durch eine bestimmte Symptomatik steht nicht im Zentrum der Aufmerksamkeit.
4. *Selbstbeobachtung: Ich erlebe eine verlässliche Seite in mir.* Es gibt einen Teil in jedem Menschen, der sich vom inneren Erleben distanzieren kann, der wertfrei lediglich beobachtet, was innen, aber auch außen geschieht. Stabilität wird erfahrbar.
5. *Defusion: Ich betrachte meine Gedanken mit Abstand.* Der Verstand wird häufig mit einer Begründungsmaschine verglichen oder als Wortapparat bezeichnet. Die Gedanken stehen nie still. Ziel ist es, die Gedanken zu beobachten und sich nicht mit ihnen zu identifizieren.
6. *Akzeptanz: Ich bin einverstanden mit allem, was sich mir zeigt.* Gegen etwas zu kämpfen zieht Stress und Kräfteverlust nach sich. Mit Akzeptanz ist allerdings nicht gemeint, sich passiv hinzugeben oder die Umstände einfach auszuhalten. Dem Denken ungefiltert Raum zu geben, sich in Träume zu flüchten oder sich zu betäuben ist Passivität. Akzeptanz ist eine aktive innere Haltung. Gefühle werden akzeptiert, die Umstände nicht.

In der kunsttherapeutischen Biografiearbeit liegt ein Fokus auf der Entdeckung des persönlichen Wertesystems. Die eigenen Werte zu kennen und das Leben nach ihnen auszurichten ist Kompass und Leuchtturm zugleich, um das eigene Boot sicher durch die Meereswellen und Untiefen des Lebens zu navigieren.

Was bedeutet Präsenz im Hier und Jetzt?

Die folgende Metapher soll Buddha seinen Schülern erzählt haben: Ein Mann war auf der Flucht vor einem wilden Tiger, dabei kam er an einen Abhang und versuchte, diesen herunterzuklettern. Doch oh Schreck, beim Blick in die Tiefe musste er feststellen, dass auch unten bereits ein Tiger auf ihn wartete. Voller Angst klammerte er sich an einem Busch fest. Da entdeckte er unter dem Busch ein Erdbeerpflänzchen, an dem saftige, rote Erdbeeren wuchsen. Ein Blick nach oben, ein Blick nach unten. Entschlossen griff der Mann nach einer süßen Erdbeere und steckte sie sich in den Mund.

A.3.5 Identität und Selbstwert

Identität ist Selbstwert und Würde. Sie meint die Einzigartigkeit jedes Menschen, die aus vielen stabilen Elementen besteht und sich gleichzeitig stetig weiterentwickelt. Sie vermittelt eine Idee davon, was die Person ausmacht und was sie gut kann. Das Fehlen von Identität bedeutet Unsicherheit bis hin zu tiefer Orientierungslosigkeit. Ergründen lässt sich Identität durch die zentralen Fragen: Wer bin ich, und was ist mir wirklich wichtig?

Durch den künstlerisch-kreativen Prozess der Kunsttherapie wird die Identität durch die individuelle Bildsprache mit ihrem symbolischen Charakter sichtbar. Persönliche Inhalte zeigen sich in geschützter Form der Symbolik, der Materialwahl und dem Umgang damit.

Die Akzeptanz- und Commitmenttherapie unterscheidet Identität und Selbst. Identität wird vor allem als Selbstkonzept betrachtet. Das Selbst wiederum ist ein Prozess im kontinuierlichen Wandel. Das Konzept-Selbst ist somit die Vorstellung, die ein Mensch von sich hat. Es resultiert aus der Biografie, indem Lebenserfahrungen bewertet und eingeordnet werden. Der Verstand definiert immer wieder neu, wer und wie wir sind. Auch das Bewusstsein ist ein ständiger Fluss aus Stimmungen, Erinnerungen und Impulsen, die auftauchen, eine Zeit lang verweilen und dann auch wieder verschwinden. Das eigene Bewusstsein hat Grenzen. Nur im Erleben, also dem Eintauchen in den Lebensfluss mit allen Sinnen, ist das Bewusstsein grenzenlos.

Neben dem Konzept-Selbst gibt es noch das Beobachter- Selbst, das die Bewusstseinsinhalte aus einer höheren Perspektive heraus betrachtet. Wenn es also eine Vorstellung von unserer Identität, dem Konzept-Selbst, gibt und einen Teil, der diese Vorstellung beobachten kann, könnte man das Selbst deshalb als inneren Erlebnisraum bezeichnen. Das Selbst kann mit seiner Identität bzw. seinen Identitäten spielen und die Wirkungen beobachten. In der Kunsttherapie wird dieses Spiel als Probehandeln bezeichnet. Ich kann ausprobieren, wie es ist, etwas anders zu machen als bisher, ohne dass direkte Konsequenzen für die eigene Person zu befürchten sind.

In der Schematherapie ist Identität ein emotionales Grundbedürfnis. Es entwickelt sich aufgrund früher Beziehungserfahrungen im Zusammenhang mit dem

Bedürfnis nach Autonomie und Selbstständigkeit, Kompetenzerleben und der Wahrnehmung der eigenen Grenzen. Kinder brauchen eine sichere Basis, von der aus sie die Welt schrittweise erforschen können. Und sie brauchen Bezugspersonen, die ihnen erlauben, sich altersentsprechend zunehmend von ihnen zu lösen, um Dinge alleine zu bewältigen. Ermutigung und bedingungslose Anerkennung braucht es ebenso.

Identität wird im allgemeinen Sprachgebrauch gleichgesetzt mit Begriffen wie das Ich oder Ich-Bewusstsein oder das Selbst, als erlebte innere Einheit einer Person. Integrität, Authentizität und Selbstwert werden direkt mit Identität in Verbindung gebracht.

Selbstwert und Würde erfährt ein Mensch unabhängig vom Lebensalter, wenn seine grundlegenden Bedürfnisse hinreichend gut erfüllt sind. Jeder Mensch wünscht sich stabile, *sichere Beziehungen* zu anderen Menschen. Er möchte *gesund* sein und sich *auf der materiellen Ebene versorgt* wissen. Er möchte *sich kompetent und handlungsfähig erleben,* nicht ohnmächtig einer Situation ausgeliefert. Trotz Fehlerhaftigkeit wünscht sich jeder Mensch *Akzeptanz* und ein *respektvolles Miteinander.* Zudem kann der Wunsch nach *Spiel, Spaß* und *Entspannung* nicht ernst genug genommen werden. Auch *Sinnhaftigkeit* und *Spiritualität* sind wichtige Bedürfnisse. Die Wünsche bzw. Bedürfnisse haben bei jedem Menschen unterschiedliche Gewichtung. Man kann sich die Wünsche auch wie unterschiedlich große Gefäße vorstellen und schauen, wie hoch der Füllungszustand ist und welche *Sterne darin funkeln.*

Wie wert-voll sich ein Mensch empfindet ist rein subjektiv und muss nicht mit der objektiv-wahrnehmbaren Realität übereinstimmen. Meist unterschätzt man die eigene Liebens-Würdigkeit und die Fähigkeiten, die man hat. Manche Menschen überhöhen ihren Selbstwert auch. Am gesündesten ist es, wenn Selbst- und Fremdwahrnehmung weitgehend überein stimmen.

Es gibt noch ein weiteres Element, das im Zusammenhang mit dem Selbstwert von großer Bedeutung ist. Das ist der Vergleich. Jeder Mensch ist besonders, hat andere Vorlieben und Interessen, auch andere Voraussetzungen, wie er ins Leben gestartet ist. Eine Eiche würde sich niemals mit einem Bambus vergleichen. Natürlich hinkt dieser Vergleich. Schließlich sind wir Menschen. Doch wir Menschen denken, bewerten und urteilen. Wir haben den Verstand. Aber wir sind nicht unsere Gedanken. Dass diese Überlegung außerordentlich hilfreich ist, beweist allein die praktische Erfahrung.

Ich habe Gedanken. – Ich bin nicht meine Gedanken. – Ich bin viel mehr.

Kunsttherapeutische Biografiearbeit stärkt auf wertschätzende und kreative Weise den Selbstwert und fördert das Bewusstsein für die Einzigartigkeit jeder Person.

A.3.6 Biografiearbeit versus Therapie

Biografiearbeit in der Therapie kann verstanden werden als Bewältigung der aktuellen Lebenssituation durch Bilanzierung des bisher gelebten Lebens und der Orientierung an einer lebenswerten Zukunft. Ein wesentlicher Unterschied zwischen Biografiearbeit und Psychotherapie ist die Verantwortung, die die Wegbegleitung hat. Während bei einem allgemein gesunden Erwachsenen Selbstverantwortung vorausgesetzt werden darf, trägt eine Therapeut:in, eine der Professionalität geschuldete, verpflichtende Verantwortung für die Klient:in in einer Krise. Menschen, die sich für einen therapeutischen Prozess entscheiden, sind in der Regel deutlich weniger psychisch belastbar als Menschen, die sich für Selbsterfahrungs- oder Coachingprozesse entscheiden. Zumindest darf dies für das jeweilige Tun vorausgesetzt werden. Sich seiner eigenen Grenzen und Möglichkeiten im Rahmen der eigenen Profession bewusst zu sein ist wiederum eine unbedingte Voraussetzung, um Klienten angemessen begleiten zu können. Ehrlichkeit und Klarheit gegenüber der Klienten bezüglich der Möglichkeiten eines bestimmten therapeutischen Verfahrens oder einer Methodik sollte selbstverständlich sein. Das bedeutet auch, klare Grenzen zu setzen. Durch Biografiearbeit in der Erwachsenenbildung und im pädagogischen Feld werden häufig auch schwere Lebensthemen und unbewältigte Konflikte angestoßen. Doch hier ist nicht der Ort, diese zu bearbeiten oder aufzulösen. Dann geht es eher um Annahme und Mitgefühl.

Festhalten lässt sich, dass das Gestalten von Biografie und Kreieren von biografischen Werken völlig Kontext unabhängig stattfindet. Jeder gestaltet sein Leben jeden Tag. Im Sinne der von I. Miethe formulierten Definition, findet Biografiearbeit aber in einem professionellen Setting statt. Eine Person, die sich selbst und ihren Lebensweg besser verstehen möchte, trifft auf eine professionell ausgebildete Person, die eine spezifische Methodik in einer Ausbildung erlernt hat. Therapie ist therapeutischen Fachkräften vorbehalten, die ihrem Berufsethos verpflichtet sind. Professionelle Therapeuten geben keine Heilsversprechen ab, führen keine Fernbehandlungen durch, achten das ärztliche Behandlungsprivileg und sind sich vor allem ihrer Möglichkeiten und Grenzen bewusst. Diese sind klar definiert und werden gegenüber den Klienten deutlich formuliert.

A.3.7 Lohnenswerte Therapieziele setzen

Für Klient:in und Therapeut:in ist es gleichermaßen wichtig, Therapieziele zu konkretisieren und zu benennen, an welchen gearbeitet werden soll. Dieses Buch konzentriert sich auf allgemein gültige Therapieziele. Somit können sie als Orientierungspfeiler im Rahmen einer Therapie dienen und als Impulse für die Persönlichkeitsentwicklung betrachtet werden. Die Grundhaltung, dass lebenslanges Lernen und stetige Weiterentwicklung der Persönlichkeit möglich und auch Wunsch der Klient:in sind, ist Voraussetzung einer hilfreichen Wegbegleitung.

griechisch: therapeia: dienen, pflegen;
theràpon: Diener, Gefährte;
Therapeutos – der Weggefährte

Abb. 6 Lebenswegbegleiter

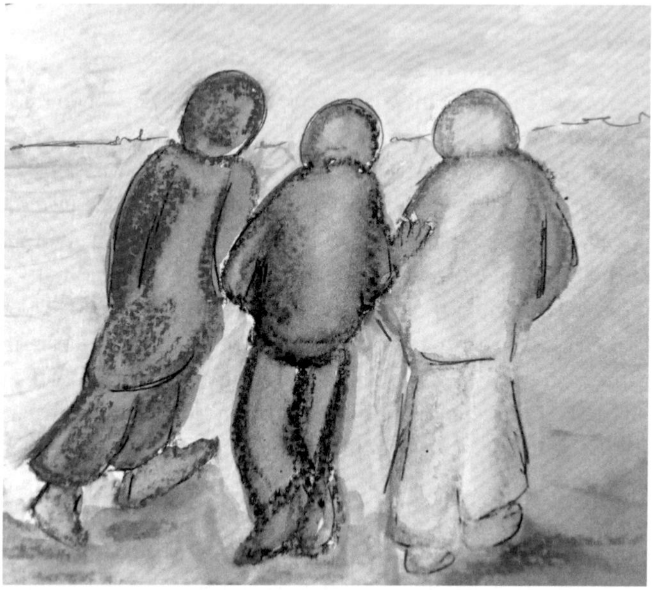

Als übergeordnetes Ziel eines therapeutischen Prozesses könnte folgender Dreiklang definiert werden:

- das Versorgen emotionaler Wunden aus der Kinder- und Jugendzeit
- die Stärkung des Selbstwerts, gesunder Persönlichkeitsanteile und das Erleben von Selbstwirksamkeit in der Gegenwart
- das Erlernen von gesunden, funktionierenden Problembewältigungsstrategien

Kunsttherapeutische Biografiearbeit im Kontext verhaltenstherapeutisch-orientierter Psychotherapie inspiriert kreativ und lustvoll bei konkreten Therapiezielen.

Die Stabilisierung und symptomatische Entlastung der Klient:in steht an erster Stelle. Die persönlichen Werte wahrzunehmen und zu formulieren dient der Ausrichtung der Lebensziele und der Orientierung in der aktuellen Lebenssituation. Achtsamkeit und Selbstfürsorge sind hilfreiche Gefährten auf dem Weg. Durch Ressourcenaktivierung und -stärkung soll sich die Klient:in handlungsfähig und kompetent erleben. Das Wahrnehmen von Gefühlen, Bedürfnissen und Kompetenzen dient dem Erfahren von Selbstwert und Selbstaktualisierung. Erfüllte Gegenwart wiederum basiert auf adäquatem Selbstausdruck, Spiel und Entspannung und dient der Entwicklung von Stresstoleranz. Auch Trauerprozesse dürfen und sollen Raum bekommen. Trauer ist Teil des Lebens. Trauern um Verluste ist wichtig, um gestärkt den eigenen Weg fortsetzen zu können. Symptomatiken entstehen oft in Folge von unverarbeiteten Verlusten und verdrängter Trauer.

A.4 Biografie und Bildende Kunst

Die zweite Wurzel der Kunsttherapie ist die Bildende Kunst mit ihren Mitteln und Methoden. Auch der künstlerisch-kreative Prozess in seinen verschiedenen Phasen ist von Bedeutung für die Kunsttherapie. Jeder Künstler kennt das Ringen um Ausdruck, das immer auch die Krise, das Nicht-Weiter-Wissen, beinhaltet. Durch das Durcharbeiten einer Thematik verdichtet sich zunehmend der Inhalt in einer ästhetischen Form. Wer das Wagnis der Suche eingeht, geht gleichzeitig das Wagnis des Scheiterns ein. Jedes Werk muss beendet werden mit dem Wissen um dessen Unvollkommenheit. Das Unperfekte ist Grund genug, das nächste Werk zu beginnen. Nur der für den Moment bestmögliche Zustand kann erreicht werden.

Das Kunstwerk der Kunst hat eine autonome Daseinsberechtigung in seinem kunst- und zeitgeschichtlichen sowie seinem gesellschaftlichen Bezugsrahmen.

Das Kunstwerk der Kunsttherapie ist im Rahmen der Therapie entstanden und steht mit der Autor:in in direkter Verbindung. Das Kunstwerk hat normalerweise wenig Bedeutung außerhalb dieser Verbindung. Hier gilt der Grundsatz: Ein gutes Bild ist ein starkes Bild. Die innere Wahrheit der Autor:in konnte Ausdruck im Bild finden. Das merkt man Werk und Autor:in auch an. Eine Kongruenz zwischen Eindruck und Ausdruck ist entstanden, was bei der Autor:in zu einer großen Zufriedenheit führt. Erlaubt sein muss an dieser Stelle die grundsätzliche Frage, ob Kunst ohne autobiografische Bezüge überhaupt möglich ist. Diskutiert werden darf in diesem Zusammenhang das Zitat von Peter Rech, einem Mitbegründer der Kunsttherapie im deutschen Raum:

> „Alle Gegenstände, die die Traurigkeit des Lebens zu überwinden helfen, sind Kunstwerke.“

Kunst entwickelt sich aus dem experimentellen Spiel heraus, hin zu planvoller, schöpferischer Arbeit. Sich ganz vertieft, hochkonzentriert den persönlichen, inneren Themen in einer (kreativen) Tätigkeit hinzugeben, ermöglicht ein tief befriedigendes Gefühl der Verbundenheit mit sich selbst. Sich selbst spüren und sich als Einheit erfahren, während Raum und Zeit unwichtig werden, ist eine Erfahrung, die unter dem von Mihaly Csikszentmihalyi geprägten Begriff *Flow* bekannt wurde. *Im Flow sein* bedeutet, fokussiert tätig zu sein, und bezieht sich auch auf andere Lebensbereiche. Immer wenn man etwas mit Freude kreiert, stellt sich in Folge dessen ein besonderes Glücksgefühl ein. Interessanterweise tritt diese Art von Glück auch ein, wenn für Verstörendes, Schmerzliches ein stimmiger Ausdruck im Kunstschaffen gefunden werden kann. Das Kunstwerk stellt eine Form dar, die trägt und bewahrt, gleich einem Container oder Tresor, in dem auch Raum für Traurigkeit und Leid ist.

A.4.1 Ego Documents

Bereits in den 1950er Jahren taucht der Begriff *Ego Documents* in der niederländischen Geschichtsschreibung auf und steht hier für persönliche, verschriftliche Ansichten des Autors. Übertragen auf die Gegenwartskunst wird *Ego* als Mittelpunkt und Ziel identitätsbildender Prozesse verstanden. *Documents* sind geschriebene, gesammelte und aufbewahrte Erinnerungsstücke. Seit Ende des 20. Jahrhunderts haben sich Künstler:innen intensiv mit der eigenen Biografie auseinandergesetzt. Zu nennen ist hier beispielsweise Tracey Emin. Ihre Arbeit beinhaltet die Suche nach weiblicher Identität und die Verarbeitung von sexuellem Missbrauch. Cindy Sherman spielt mit Identitäten. Sophie Calle wiederum konstruiert Biografie, indem sie Dinge für ihre Kunst verwendet, die Authentizität erzeugen, wie Fotografien, Tagebuchaufzeichnungen oder persönliche Gegenstände. Unklar bleibt was Realität und was Fiktion ist. Autobiografie wird zu einem Maskenspiel, zu einem Spiel mit der eigenen Identität.

Mit Autobiografischem in der Gegenwartskunst beschäftigte sich die Kuratorin Kathleen Bühler und Kolleg:innen in der Ausstellung *Ego Documents* 2008/ 2009 des Kunstmuseum Bern und dem gleichnamigen Katalog zur Ausstellung. Gezeigt wurden Meilensteine der Entwicklung autobiografischer Kunst und Künstler:innen, die repräsentativ diesbezüglich arbeiten. Manche stellen ihr Erleben der Kinder- und Jugendzeit ins Zentrum ihres Schaffens (z. B. Louise Bourgeois). Manche beschäftigen sich mit dem Wesen von Erinnerungen und thematisieren deren Instabilität (z. B. Jan Peters). Einige nutzen private Fotografien und persönliche Briefe (z. B. Mona Hatoum), Erinnerungsstücke (Xiaoyuan Hu). Was in dieser Ausstellung nicht gezeigt wurde sind Selbstportraits und Selbstbildnisse im klassischen Sinn. Bühler unterscheidet *Autobiografie* von *dem Autobiografischen*. Es müsse in der Bildendenden Kunst eine klare Grenze zwischen den eigentlichen Künstlerbiografien und autobiografischen Kunstwerken gezogen werden. Die Themen der *Ego Documents* verweisen auf das gegenwärtige Zeitgefühl und beinhalten Aussagen über die gegenwärtige Zeit-Epoche. Individuelle Erfahrungen sind von gesellschaftlicher Relevanz. Somit verlässt *das Autobiografische* das rein Persönliche des Kunstwerkes mit dem Ziel, einen Beitrag zum Menschsein zu leisten.

Gründe zur Veröffentlichung intimer Momente sind das Verflochtensein der Biografie im kulturellen Epochengedächtnis, z. B. wenn die Künstler:in selbst oder die Familie politische, meist gewaltsame Veränderungen im Leben erleiden musste (vgl. Zusammenhänge mit der Testimony Therapy), oder die Flüchtigkeit des Lebens mit Blick auf die Vergänglichkeit und das Sterben. Gerechtfertigt sei Öffentlichkeit auch, wenn die persönlichen Erfahrungswelten ästhetische Erfahrungen für die Betrachter ermöglichen.

Gefälschte oder fiktive Autobiografien stellen die Wahrheit oder Wahrhaftigkeit im Allgemeinen in Frage. Kunst darf lügen zugunsten einer anderen Wahrheit. Persönliche Erkenntnisse werden somit zu einer zeitgenössischen Erfahrung.

Das eigene Ego sei eines der Kernthemen der Gegenwartkunst, meinen die Vertreter des Kunstmuseums Bern. Das Ego sei für viele junge Künstler:innen der einzig verbleibende, authentische Ort in einer Welt der Medien- und Reizüberflutung. Mit der persönlichen Geschichte sei man vertraut. Aus dem täglichen Fortschreiten des nicht planbaren Lebens, ergäbe sich auch täglich neue Inspiration. Die eigene Existenz wird anhand hinterlassener Spuren vermessen. Die künstlerische Beschäftigung mit dem Autobiografischen könnte in der Kunstgeschichte als Neuer Existenzialismus verortet werden.

Studien zufolge ist die Beschäftigung mit der eigenen Biografie unabhängig von Lebensalter, Geschlecht oder Kultur. Familienbiografie dient als Spiegel und Medium erlebter Kulturgeschichte. Ego Documents sind Entwürfe und Zeugnisse von Selbstvergewisserung und Einzigartigkeit in einer unendlichen Diversität in einem gesellschaftlichen Kontext. (vgl. Bühler/ Kunstmuseum Bern 2008)

Kolonie Rosental von Angelika Müller als Beispiel autobiografischer Gegenwartskunst

Die Künstlerin und Kunsttherapeutin (M.A.) Angelika Müller setzt sich in ihrer künstlerischen Arbeit *Kolonie Rosental* mit ihrer Herkunft und der Migrationsgeschichte und Kultur ihrer Familie aus Uzbekistan vor dem Hintergrund des gegenwärtigen Ukraine-Krieges auseinander, gleichzeitig mit der eigenen Identität innerhalb der mütterlichen Linie. Erinnerungsobjekte dienen dabei der Bewältigung einschneidender Erfahrungen wie Flucht, Vertreibung und Auswanderung, die lebensgeschichtliche Brüche darstellen. Zeugenschaft ist wesentlicher Bestandteil ihrer künstlerischen Arbeit. Fotografien und Gegenstände, sowie Skizzen und Aufschriebe der großväterlichen Erinnerungen zum Ursprung der Auswanderungsgeschichte, dienen ihrer Forschungsfrage nach Herkunft und Kultur im Zusammenhang ihrer persönlichen Ahnengeschichte. Damit eng verbunden ist die Frage, was der Begriff *Heimat* bedeutet.

Angelika Müllers Werk *Kolonie Rosental* würdigt die Leistungen aller Frauen, die unter extremen Lebensbedingungen ihr Familiensystem sichern. Kornblume und Stiefmütterchen sind Erinnerungsträger und Symbol zugleich. So wurde beispielsweise die Kornblume von Reisenden, die Saatgut bei sich trugen, in ganz Mitteleuropa eingebürgert. Das Stiefmütterchen steht unter anderem dafür, dass leibliche Töchter anders behandelt werden als Stieftöchter. Auch den kleineren Tochterstaaten der Russischen Sozialistischen Föderation Sowjetrepublik (RSFSR) ging es schlecht. Verbunden mit schönen und zugleich schmerzhaften, persönlichen Erinnerungen wird das Stiefmütterchen zu einem ambivalenten Symbol für Individuelles vor einem politischen Hintergrund.

Abb. 7 Ausstellung von Angelika Müller Kolonie Rosental 2022

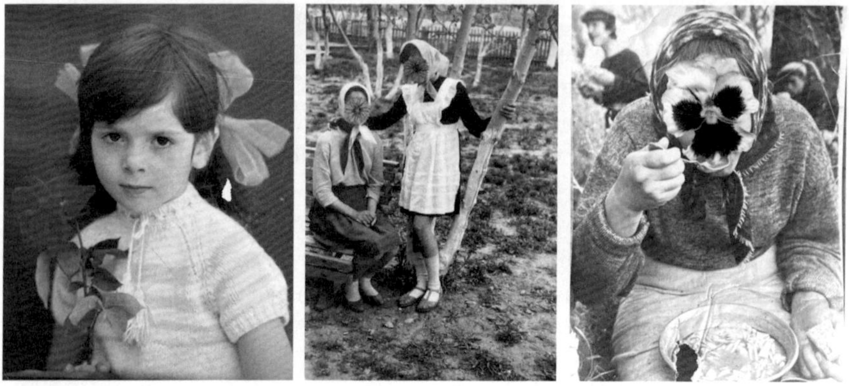

© Fotos: Angelika Müller

Angelika Müller wurde der Debutant:innenpreis 2022 für herausragende Leistungen im künstlerischen Forschen der Hochschule für Wirtschaft und Umwelt Nürtingen-Geislingen verliehen. Ihre Arbeit basiert auf dem Konzept der Ästhetischen Forschung von Helga Kämpf-Jansen (2002), das in den Hochschulstudiengängen Künstlerische Therapien der HfWU seit 2004 stetig weiterentwickelt und ergänzt wird. Das Konzept des Ästhetischen Forschens verbindet Kunst, Alltag und Wissenschaft mit einer persönlichen Frage, dient somit der Spurensicherung des Erkenntnisgewinns durch Reflexion sowie narrativer Biografiearbeit.

Angelika Müller bestätigt die therapeutischen Aspekte von Biografiearbeit. Gegenstände bewahren Erinnerungen an Familienpersönlichkeiten und -episoden. Sie eröffnen zugleich Gelegenheit zur Auseinandersetzung mit der Familiengeschichte aus der gegenwärtigen Position heraus und innerhalb des Familiensystems. Wandlungsprozesse innerhalb des Systems können reflektiert werden und unterstützen Selbstbildungsprozesse.

A.4.2 Ausgewählte Methoden der Bildenden Kunst

Künstlerbücher

Künstlerbücher sind seit den 1960er Jahren eine eigenständige Buchgattung und eine Kunstform zugleich. Für die kunsttherapeutische Biografiearbeit sind sie von großer Bedeutung. Das Buch selbst wird zum Gegenstand des künstlerischen Konzepts und damit zum autonomen Kunstwerk. Der Künstler ist gleichzeitig Autor und Gestalter, gegebenenfalls auch Buchbinder und Drucker.

In einer Ausstellung anlässlich seines 90. Geburtstages im Februar 2022 zeigte die Neue Nationalgalerie Berlin Gerhard Richters Künstlerbücher. Die

Bücher vermitteln das Selbstbild des Künstlers und bereichern das Verstehen seiner Kunst.

Im Rahmen der Ausstellung: *Existenz Kapitel 2: Spuren* 2021 sind zwei eindrucksvolle Künstlerbücher entstanden. Alumni, Studierende und Lehrende der Hochschule für Bildende Künste Dresden haben sich in diesen zum Thema *Verschwinden* künstlerisch geäußert. Die Videoarbeit von Nora Mesaros erlaubt auf dem YouTube-Kanal der HfBK Dresden Einblicke in die Bücher.

Zine-Art

Art-Zines (engl.: magazine – dt.: Zeitschrift) sind Minibücher, die man aus einem DIN A4-Blatt durch Falten und einem Schnitt schnell und einfach herstellen kann. Sie können alle denkbaren, bunten Themen beinhalten. Das Themenspektrum ist breitgefächert und reicht weit über seinen Ursprung hinaus. Zines haben ihren Ursprung in den dreißiger Jahren in den USA in der Science-Fiction – Welt. Das *Fanzine The Comet* gilt als erstes Zine. Zines werden in kleiner Auflage und inzwischen auch als Unikate hergestellt. Sie sind kostengünstig, meist kostenfrei. Die Idee der Zine-Art ist das Tauschen der Minikunstwerke innerhalb einer kreativen Community, abseits des öffentlichen Mainstream. Mehrere Kreative gestalten zu einem bestimmten Thema ihre Gedanken und Überlegungen, die dann durch den Tausch geteilt werden. Unter dem Hashtag *zinebook* findet man in den sozialen Netzwerken viele Beispiele der Minibücher von Künstler:innen, Illustrator:innen, Journalist:innen und anderen Kreativen. Zines werden genutzt, um Gedanken zu teilen, Geschichten zu erzählen und Kunst zu kreieren.

Wortkunst

Rupprecht Matthies soll an dieser Stelle als Kunstschaffender stellvertretend für Wortbilder und Bildworte, Wortkunst im öffentlichen Raum, stehen. Er lebt und arbeitet in Hamburg und Berlin. Matthies sucht und findet Begriffe, in welchen sich seine Persönlichkeit, wie auch die Persönlichkeiten der Menschen zeigen, die an den Orten und Plätzen seiner Kunst leben und arbeiten. Er konfrontiert und provoziert somit Reaktionen. Jedes Wortbild wirkt vielfältig, vielschichtig. Bettina Steinbrügge, Direktorin und Kuratorin für zeitgenössische Kunst im Kunstverein Hamburg, schreibt über Matthies: „Es ist faszinierend, wie Matthies sehr direkt, visuell-poetisch, eine ganz eigene Sprache entwickelt hat, die Freude bereitet und gleichzeitig den Finger in die Wunde legt.“ (vgl. Steinbrügge 2020, Galerie Commeter Hamburg)

Ein Wort determiniert, gleichzeitig löst es Assoziationen aus. So wirkt es symbolisch. Ein Wort kann Sinnbild sein, pure Poesie. Mit Worten ist Spielen möglich. Worte eröffnen Wunderräume. Es sind Wunderworte. Worte können umschreiben oder etwas auf den Punkt bringen. Worte sind kommunikationsfördernde Geschenke. Auch Nicht-Gesagtes, Nicht-Ausgesprochenes sagt etwas aus.

B Kunsttherapeutische Biografiearbeit im Kontext

Kunsttherapie und Biografiearbeit haben viel gemeinsam. Beide aktivieren die Kreativität mit zahlreichen Methoden als eine der wichtigsten Fähigkeiten, mit Stress und Krisen umzugehen. Wahrnehmen und Annehmen der eigenen Geschichte als Basis für Identität, Selbstbewusstsein und Selbstausdruck stehen im Mittelpunkt des kunsttherapeutischen, wie auch des biografischen Arbeitens. Ressourcenaktivierung und -stärkung machen die Einflussmöglichkeiten auf das eigene Wohlbefinden direkt erfahrbar. Ein glückliches Leben basiert aber nicht allein auf angenehmen Gefühlen. Das wusste bereits Aristoteles. Dazu gehört auch das Werteglück. Wir können erst Ziele setzen, wenn wir wissen, wer wir sind und was wir im Leben wirklich wollen, welche Bedürfnisse erfüllt werden wollen, wenn die persönlichen Werte im Einklang mit etwas Größerem stehen und ein persönlicher Lebenssinn erkennbar wird. Die Selbstbestimmtheit, das Mitgefühl für uns selbst und die Beziehung zu uns selbst sind dabei noch wichtiger als vertrauensvolle und herzliche Beziehungen zu anderen Menschen. Kunsttherapeutische Biografiearbeit öffnet Tore und Türen, um in Kontakt und in den inneren Dialog mit uns selbst zu kommen. Es sind Türen, um das Innere zu erforschen, zu Blockaden, die zu lösen sind, Türen zu Gefühlen, die befreit und gelebt werden möchten, und nicht zuletzt Türen zur Vorstellungskraft und Phantasie. Wer weiß, wer er ist, kann mit Überraschungen und Unvorhersehbarem positiver umgehen. Schwächen können konstruktiv und Stärken kreativ genutzt werden, um das Leben zu gestalten.

Kunsttherapie und Biografiearbeit kennen und nutzen die Sprache der Bilder und Symbole, wenn man davon ausgeht, dass auch Erinnerungen symbolischen Charakter haben. Während in der Kunsttherapie Bilder aus dem inneren Erleben durch Farbe und Form Ausdruck finden, sind die Erinnerungen, die durch biografisches Arbeiten wachgerufen werden wiederum selbst symbolhaft. Ein Symbol ist nicht nur ein Zeichen, das für etwas anderes steht, sondern auch Bedeutungsträger. Dabei bleibt ein Teil der Bedeutung immer im Verborgenen. Ein Symbol ist nie eindeutig, sondern immer auch individueller Ausdruck.

Erinnerungsobjekte sind Gegenstände von persönlichem Wert, wie das Lieblingskuscheltier aus der Kindheit. Oder sie verkörpern Erinnerungen an Orte, Menschen, Situationen oder bestimmte Lebensphasen. Der Kettenanhänger, den die verstorbene Mutter am liebsten getragen hat, erinnert an die Person Mutter, aber vielleicht auch an die Strenge und Härte, die sie sich selbst entgegengebracht hat. Wenn man zudem davon ausgeht, dass Erinnerungen immer auch eine Bedeutung für die aktuelle Lebenssituation haben, so könnte der Kettenanhänger auch mahnend an das Versprechen erinnern, sich selbst mit mehr Mitgefühl zu begegnen oder sich selbst eine gute Mutter zu sein. Erinnerungsobjekte können Fundstücke sein oder selbst erschaffen und gestaltet.

Symbole sind komplex und vielschichtig, gleichzeitig vereinfachen sie. Und sie vereinen immer auch Vergangenheit, Gegenwart und Zukunft. Biografiearbeit und Kunsttherapie ergänzen sich. Die Wahl des Materials kann symbolhaft eingesetzt werden und auch das Werk selbst vereinfacht komplexe Zusammenhänge in einem Bild. Eine Collagearbeit beispielsweise besteht aus gesammelten Bild- und Textfragmenten, die zu einem bestimmten Thema neu zusammengefügt werden. Bildausschnitte (aus Zeitschriften) werden nach ihrem individuellen Symbolgehalt ausgewählt. Der chiffrierte Inhalt der Symbole wurde in der Vergangenheit, der persönlichen Lebensgeschichte durch Erleben und Erfahren kreiert. Etwas Neues entsteht im Hier und Jetzt. Das neu-entstandene, symbolhafte Bild lädt ein, Fragen zur aktuellen Situation zu stellen. Kreatives Gestalten ist ein zutiefst achtsamer Prozess. Neue Erkenntnisse verweisen auf Zukünftiges.

Weniger offensichtlich, aber nicht unbedingt weniger bedeutsam als in einer Collage ist die Materialwahl wie bereits oben beschrieben. Tonerde kann kalt, nass und abweisend empfunden werden wie auch als warm, weich und zärtlich. Der Umgang mit sinnlichem Material fördert die Kraft der Imagination, die Fähigkeit, bildhaft zu denken. Umso mehr Materialerfahrung vorhanden ist, umso gezielter kann es natürlich verwendet werden. Ein:e Kunsttherapeut:in weiß um die verschiedenen Bedeutungsebenen von sinnlichem Material.

Den Gedanken, dass das Leben vorwärts gelebt werden muss, aber nur rückwärts verstanden werden kann, hat der dänische Philosoph Søren Kierkegaard geprägt. Um sich selbst, wer man ist, was man tut und warum man es tut, verstehen zu können, braucht es Zeit, Raum und Ruhe. Selbstreflexion erfordert Mut und ist gleichzeitig lebensnotwendig. Immer nur von Situation zu Situation ohne Pause zu hetzen erschöpft und raubt Kraft und Energie. Die Seele, Sinnbild für das Wesentliche, den Kern eines Menschen, hat dann keine Zeit, nachzukommen, sich zu aktualisieren. Mutig ist man gerade auch dann, wenn man anerkennt, dass man gescheitert ist, sich geirrt oder einen Fehler gemacht hat. Es ist mutig, den eigenen Schwächen gegenüber mit Freundlichkeit zu begegnen. Viele Menschen neigen dazu, sich in sinnlosen Grübelschleifen und zermürbenden Gedanken zu verlieren, nicht nur wenn sie an einer Depression oder Ängsten leiden. Kreatives Nachdenken vermeidet sinnloses Grübeln. Kreatives Nachdenken meint die Anwendung kreativer Schreibmethoden und den verspielten Umgang mit Farben, Formen und Schnipseleien.

Ein Impuls ist die Zündung für ein Kunstwerk, frei und spielerisch oder aufgrund eines konkreten Themas, zu einer bestimmten Fragestellung. Anschließend könnten Wortgeschenke an das Bild einen ersten neuen Zugang eröffnen, Gedankenbilder, die beim Betrachten des Bildes entstehen, also freie Assoziationen. Diese Worte können dann selbst wieder Anstoß sein, ein weiteres Kunstwerk entstehen zu lassen

Wortbilder nutzt auch das Biografische Schreiben. In der Biografiearbeit entstehen so Fragmente der eigenen Lebensgeschichte.

Der vielfach zitierte Satz von Gertraud Schottenloher: *Wenn Worte fehlen, sprechen Bilder* drückt kurz und knapp aus, was die Essenz der Kunsttherapie ist: Bilder zu kreieren für Unsagbares, Unfassbares, Ungreifbares, das (noch) nicht benannt werden kann, die ein Teil der Lebensgeschichte beinhalten, die mit starken Sinneseindrücken, Körperempfindungen und/oder Gefühlen verbunden sind und in der aktuellen Lebenssituation von ausdrücklicher Bedeutsamkeit sind.

Kunsttherapeutische Biografiearbeit nutzt den Farbendreiklang von Vergangenheit, Gegenwart und Zukunft vielfältig. Das Kunstwerk bewahrt den gegenwärtigen Moment und kreiert so die Möglichkeit, die aktuelle Situation facettenreicher und detaillierter zu betrachten. Genau dieser Raum zwischen *gerade noch* und *noch nicht* ist kostbar und bedeutsam. Es ist der Raum zwischen Vergangenheit und Zukunft, um bei sich anzulanden.

Der praktische Teil dieses Buches ist so aufgebaut, dass er zunächst Ideen aufzeigt, die den Einstieg in einen kreativen Prozess mit Geschichten oder Atemübungen erleichtern. Auch geht es um das Gestalten guter Orte für innere und äußere Bilder. Ein Schwerpunkt kunsttherapeutischer Biografiearbeit ist der Umgang mit Emotionen und Bedürfnissen. Dieser Teil ist voller Inspirationen, die auf dauerhafte Lebensbegleitung ausgerichtet sind. In den Abschnitten *Auf dem Weg sein* und *Einen Garten gestalten* lassen sich dann zunehmend Impulse finden, wie ein kreativ-therapeutischer Prozess oder ein Biografie-Seminar mit dem Schwerpunkt Kreativität und Kunst aufgebaut werden könnte. Jeder Impuls kann jedoch auch zur Anregung einer einzelnen künstlerischen Arbeit verwendet werden. Grundsätzlich bietet es sich an, beim Aufbau einer einzelnen Seminar- oder Therapieeinheit, wie auch innerhalb eines anderen zeitlichen Rahmens, allen drei biografischen Blickrichtungen Aufmerksamkeit zu schenken. Der Hauptaugenmerk kunsttherapeutischer Biografiearbeit ist allerdings durchaus die Präsenz der Gegenwart. Nur im Hier und Jetzt liegt das Potenzial für Wandel und positive Veränderung im Leben.

Zu Beginn einer Zeiteinheit können einfache Fragen den Einstieg in das Gespräch erleichtern: Beschreiben Sie einen bedeutsamen Moment des heutigen Tages, der letzten Woche, seit der letzten Stunde… – Was hat Ihnen heute bereits ein Lächeln ins Gesicht gezaubert? In einer Gruppe bieten sich auch Kreativminiaturen an, die zum Thema der Stunde passen, kleine einfache Skizzen oder Schreibminis, wie Akrosticha oder ein Elfchen. Auch gezielte Fragen in die Vergangenheit hinein, die im Rahmen kunsttherapeutischer Biografiearbeit unbedingt ressourcenorientiert sind, können Ausgangspunkt eines Gesprächs und einer Gestaltung sein.

Der Impuls zur Gestaltung selbst kann vergangenheitsbezogen sein: Wo kommst du her? Was ist der Auslöser dafür, therapeutische Begleitung annehmen zu wollen? – Klient:innen erleben es als sehr entlastend, hierfür lediglich Farben,

Formen oder eine persönliche Symbolik in die Gestaltung hineinzugeben und sprechen zu lassen. Auch der Farbendreiklang, ausgedrückt in Farben und einfachen Formen, gestaltet als Triptychon, eignet sich als Einstieg in einen kunsttherapeutischen, biografisch-orientierten Prozess.

Ein Triptychon ist ein dreiteiliges Kunstwerk, das eine Abfolge darstellt oder ein Thema aus drei verschiedenen Blickwinkeln betrachtet. Welches sind die Farben Ihrer Vergangenheit? Welche wünschen Sie sich für die Zukunft? Und der weiße Raum in der Mitte? Welche Farben und Formen sind hier zu finden?

Die Zukunftsorientierung findet sich unter anderem in der Zielfindung einer Therapie: Wo soll es hingehen? Was soll in Zukunft anders sein? Die berühmte Fee der lösungsfokussierten Kurzzeittherapie von S. de Shazer und I.K. Berg schwingt hier den Pinsel: Wie wird es sein, wenn die Ziele erreicht sind, wer wird es zuerst merken? Woran merke ich, dass es mir besser geht? Auch die Arbeit mit Collagematerial bietet sich hier wieder an.

Welche Fee brauchst du jetzt genau?
Was wäre anders, wenn jetzt alles gut wäre?

Fragen wie diese tauchen scheinbar zusammenhanglos im praktischen Teil B immer wieder auf. Es sind autonome Impulsfragen, die zur jeweiligen Thematik passen. Sie dienen als Anregung für ein Gespräch oder auch zur Aus- und Weitergestaltung innerhalb eines fortlaufenden Prozesses mit künstlerischem Material.

Folgende Impulse sind themenzentriert. Dies schließt nicht aus, dass kunsttherapeutische Biografiearbeit mit einer erfahrenen Kunsttherapeut:in nicht auch ohne einen Themenimpuls stattfinden kann. Oftmals ergeben sich auch innerhalb einer Kunsttherapie künstlerische Prozesse, deren Ursprung ein erstes Thema war, das sich im Verlauf wandelt und zunehmend die individuellen Themenfelder aufdeckt und erfahrbar werden lässt. Themen geben Halt und Sicherheit. Leider haben viel zu viele Menschen Angst vor einem weißen Blatt Papier. In Wahrheit ist es die Angst vor Bewertung, auch die des eigenen inneren Kritikers oder Antreibers.

Kunsttherapeutische Biografiearbeit erlaubt, die eigenen Grenzen in Frage zu stellen und sie zu überwinden. Sie beschenkt mit Freude, Stressabbau und Entspannung und erfüllt die Gegenwart.

B.2 Weisheitsgeschichten – Lieblingsgeschichten

Es gibt viele Bücher voller Weisheitsgeschichten und kleinen Metaphern, die den Leser dazu anregen, über den Inhalt und das jeweilige Kernthema nachzudenken und Erkenntnisse für sich und das eigene Leben aus dem Gelesenen oder Gehörten zu ziehen. Viele haben in ihrer Kindheit auch Volksmärchen kennengelernt.

Grundsätzlich gilt für echte Volksmärchen: Das Wahre und Gute gewinnt. Das Schlechte und Böse wird besiegt. Darauf dürfen wir vertrauen.

In der Psychologie C.G. Jungs ist der Weg des Helden als Individuationsprozess verankert. Individuationsprozess meint, das Eigene im Lauf des Lebens immer weiter aus dem Unbewussten herauszuschälen und sich selbst zunehmend mit den individuellen Fähigkeiten und Schwierigkeiten bewusst zu werden. Der Held, zunächst wohlig gehüllt in seine vertraute Welt, vernimmt den Ruf des Abenteuers. Zunächst zögert er, weigert sich vielleicht sogar, sich auf den Weg zu machen. Doch der Weg ist das Ziel und es gilt, ein wichtiges Thema zu lösen. Einmal auf dem Weg, gibt es kein Zurück. Die Krise, der tiefste Fall, lässt den eigenen Weg aussichtslos erscheinen. Der Held muss sich einer existenziellen Prüfung stellen. Doch er ist nicht allein. Auf dem Weg gibt es immer Mentoren, wohlwollende Begleitung und Helferwesen. Der kreative Sprung, die plötzliche Bewusstwerdung am tiefsten Punkt, führt den Helden zur Bewältigung der Krise durch die ihm eigene Schöpfungskraft. Er erreicht eine neue Bewusstseinsstufe über die eigenen Fähigkeiten und die eigene Stärke. Gewachsen und selbstbewusst geht der Held aus der Krise hervor. Er darf eine Ruhepause einlegen, bevor das nächste Abenteuer zum Aufbruch ruft.

Die Entwicklung des Selbst als Prinzip wurde stetig weiterentwickelt und sowohl für Drehbücher, Literatur oder Selbsterfahrungsworkshops genutzt. Selbstverständlich gibt es auch weibliche Heldinnen, Königinnen und Kriegerinnen. Natürlich unterscheidet sich der weibliche auch vom männlichen Weg. Doch stets notwendige Veränderung, Wandlung und Selbstaktualisierung auf dem Lebensweg ist unabhängig von Geschlechtszugehörigkeit.

Für kunsttherapeutische Biografiearbeit eignen sich Märchen, Weisheitsgeschichten und Metaphern besonders gut. Patient:innen lieben es, vorgelesen oder eine Geschichte erzählt zu bekommen. Vermutlich weil es das bedürftige Kind in ihrem Inneren auf besondere Weise berührt. Im Anschluss darf gemalt werden, was am meisten berührt hat oder wie die Geschichte weitergeht. Letzteres ist besonders spannend. In verschlüsselter Form wird eine persönliche Zukunftsvision kreiert. So soll es werden. Das wünsche ich mir.

Es ist spannend, das eigene Leben wie ein Märchen visuell oder auch schriftlich zu inszenieren und typische Märchenelemente zu verwenden. Jedes Märchen enthält einen Auftrag, Aufgaben, Prüfungen, Helfer und am Ende eine Belohnung. Es ist gar nicht notwendig, sich der realen Prüfungen oder Hilfsattribute bewusst zu sein. Die Phantasie greift auf den kollektiven Symbolschatz zurück und lässt jede:n das individuell passende Symbol wählen. Das eigene Leben wie ein Märchen zu erzählen, ermöglicht zudem einen Perspektivwechsel und Distanz. Es beginnt mit *Es war einmal …* und endet mit *und wenn sie nicht gestorben sind, dann leben sie noch heute.* Es kommt durchaus vor, dass das Märchen in der Therapie (noch) nicht fertig geschrieben werden kann. Das ist in Ordnung. Manchmal hilft es dann auch, den Anfangssatz auszutauschen: *In einer Zeit, als das Wünschen noch ge-*

holfen hat ... Zweifel, Ängste, Einsamkeit – große Emotionen sind in Geschichten erlaubt und werden aufgrund von Mut und Tapferkeit, aber auch durch mehrfaches Scheitern und erneutes Versuchen mit Erkenntnis und Glück belohnt. Im Verborgenen schlummernde Lösungen und Ressourcen können im Märchenerzählen sichtbar werden.

Was war dein Lieblingsmärchen als Kind? Welche Geschichte wolltest du wieder und wieder hören? Warum?

Wer ist der Held/die Heldin deiner Kindheit? Hatten sie Helfer, besondere Attribute, wie beispielsweise ein Schwert, einen Spiegel, einen Kochtopf?

Ein Gestaltungsexperiment

Gestaltet werden soll ein Dreiklang aus drei Bildern. Bild 1 zeigt eine erinnerte Szene aus der Lieblingsgeschichte der Kindheit. Was erzählt das Bild aus der heutigen Perspektive heraus betrachtet? Das erste Bild darf in Bild 2 weitergeträumt werden, losgelöst von der ursprünglichen Geschichte ... Bild 2 entsteht. Was erzählt dieses Bild? Tauchen Fragen auf? Und auch Bild 2 darf weiterentwickelt werden. Bild 3 entsteht. Hat Bild 1 mit einem aktuellen Thema zu tun? Lässt sich in Bild 3 eine Lösung / eine neue Sicht auf das Thema entdecken? Die neue Geschichte darf gerne aufgeschrieben werden.

Monster im Weg

Das Monster auf dem Weg ist eine klassische und bekannte Metapher der Akzeptanz- und Commitmenttherapie. Monster, Gespenster, Unfassbare, stellen sich uns immer wieder in den Weg, lassen uns nicht vorbei, verweisen auf den Weg, der Richtung Unglück weist. Wir wollen aber auf dem Weg weiterwandern, der Lebensfreude und Glück verspricht. Was tun? Gespenster lassen sich nicht bekämpfen. Umso mehr Kraft aufgewendet wird, sie loswerden zu wollen, umso nervender, größer und mächtiger werden sie. Die Lösung ist scheinbar einfach. Solche Monster möchten mitgenommen und akzeptiert werden. Im Bild werden sie mit ins Boot geholt, auf den Wagen gesetzt oder auf den Gepäckträger des Fahrrads gesetzt, um das lohnenswerte Ziel zu erreichen. Es ist nicht möglich, alle Probleme und Lebensthemen gleich zu lösen. Die Themen mitzunehmen und kennenzulernen statt zu ignorieren ist ein Schritt nach vorne. Auch wenn Schwierigkeiten gar nicht gelöst werden können, ist es möglich, einen Umgang mit ihnen zu finden und sich nicht vom eigentlichen Ziel ablenken zu lassen.

Denke an drei kleine Alltagsmonster, nicht unbedeutend, aber auch nicht solche, die Angst und Schrecken auslösen. Das kann z. B. das Müdigkeitsmonster sein oder das Ungeduldsgespenst, ein Grübelmonster oder Lähmungsgeist. Fertige ein Bild von ihnen an, vielleicht in Form eines Polaroidfotos. Wie sehen sie aus? Dann beschreibe sie mit Worten. Das Ungeduldsgespenst ist beispielsweise dünn, zittrig und fahrig, zimperlich und nervös. Es scheint die ganze Zeit unter Strom zu stehen und zu vibrieren. – Dann lass diese Monsterchen auf dich wirken. Haben sie eine Botschaft, einen Auftrag für dich? Sie meinen es nicht böse mit dir. Das Ungeduldsgespenst könnte wohlwollend sagen: Nimm dir Zeit. Gib dir Zeit. Mach langsam. Erlaube dir dein eigenes Tempo. (Diese Anregung basiert auf einer Idee von Barbara Pachl-Eberhart)

Die Buddha-Statue

Vor Jahren sollte eine große Buddha-Statue aus Lehm in ein anderes Kloster gebracht werden. Beim Anheben entstanden im Lehm große Risse. Die Mönche setzten den Lehmbuddha sofort wieder ab. Sie wollten ihn ja nicht kaputt machen. Als sie den Buddha genauer betrachteten, entdeckten sie, dass unter dem Lehm, dort, wo Risse entstanden waren, etwas glitzerte und funkelte. Vorsichtig lösten die Mönche den Lehm Schicht um Schicht. Zum Vorschein kam ein Buddha aus purem Gold. Der wahre Wert der Statue war verdeckt worden. Versteckt unter den vielen Lehmschichten wusste niemand von der Kostbarkeit im Inneren. Vermutlich sollte der goldene Buddha vor Angreifern und Dieben geschützt werden. Nun darf der Buddha wieder golden erstrahlen. Heute ist er in Sicherheit. (Der Ursprung der Geschichte ist unbekannt.)

Welches Bild entsteht vor deinem inneren Auge? Möchtest du es malen? Möchtest du eine Buddha-Statue aus Tonerde gestalten? Beginne mit einer Kugel. Brich sie auf und sprich einen Wunsch hinein. Verschließe die Kugel wieder und gestalte deine Buddha-Figur.

B.2 Gute Orte

Es braucht sichere, geschützte Orte, die bewahren und freie Räume, wenn etwas Neues entstehen und wachsen soll, Intermediärräume, zwischen Phantasie und Wirklichkeit, produktive Räume. Das (Kunst-)Atelier ist ein solcher Ort, der Therapieraum, das Blatt Papier oder die Leinwand. Auch zwischen zwei Menschen kann dieser besondere Raum entstehen, in dem echte, authentische Begegnung möglich wird. Allen Räumen gemeinsam ist ein Innen und ein Außen. Ein Raum hat materielle und immaterielle Begrenzungen, ganz reale in Form von Wänden oder Buchdeckeln oder immaterielle wie Zeitfaktoren oder Grenzen von Innenwelten. Auch Tresore sind wichtige Orte. In diesen kann man Schweres oder Bedrohliches gut verstauen, bis es möglich ist, diese Themen anzuschauen und zu bearbeiten. An dieser Stelle sei auch auf die Tresorübung der Traumatherapie nach Luise Reddemann verwiesen, in der sich die Patient:in einen für andere unzugänglichen Raum imaginiert. Sie allein hat die Schlüssel, die Zahlenkombination und ähnliches für so viele Schlösser wie notwendig, um alle verstörenden Inhalte dort hinein-, sicher wegsperren zu können.

In der kunsttherapeutischen Biografiearbeit bewahren gute Orte in Bild und Wort verdichtete Erinnerungen und bekommen symbolhaft die Form von Skizzenbüchern, Zines, kleinen Heften oder auch Mappen in unterschiedlichen Größen.

Auch Kisten oder große Weckgläser bieten sich an: Erinnerungskisten, Zukunftskisten, Schatzkisten, Fundstückkisten, Glücksmomente-Sammlungen. Natürlich selbst gestaltet. Denn auch das Außen ist wichtig und gibt einen Hinweis darauf, was im Inneren bewahrt wird. Diese *Räume* schenken den persönlichen (Kunst-)Schätzen einen guten Ort, der Wert und Wichtigkeit vermittelt. Das, was ich mir erdacht, erträumt, gestaltet habe, ist wichtig und kostbar.

Abb. 8 Gute Orte

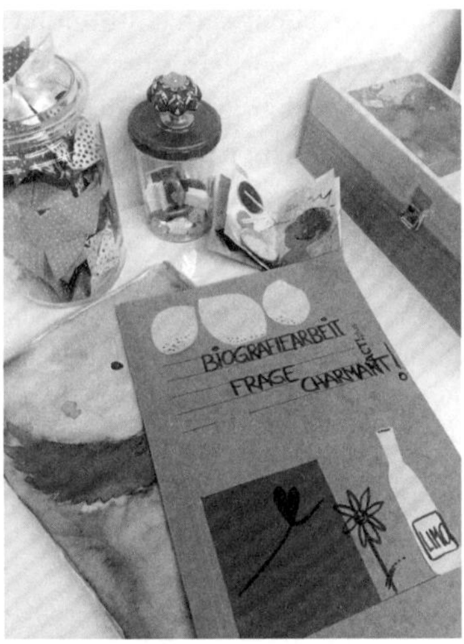

Welche Kisten gibt es? Da sind Erinnerungskisten, die bewahren. Bilderkisten, in der schöne Bilder in Form von Zeitschriftenausschnitten, Fotos, Postkarten gesammelt werden. Es gibt Wortschatzkisten zum Spielen mit Satzanfängen und Wunderworten, Mutkisten für alles, was Mut macht, Fundstückkisten für kleine Dinge, die glücklich machen, eine Meerglasscherbe, ein kleiner Engel, ein besonders hübsches Treibholzstück, ein Halbedelstein, eine Feder… Sehr besonders ist auch die Kiste auf der steht: *Alles, was in dieser Kiste ist, ist.* Fast wie ein Zauberspruch formuliert, darf in diese Kiste alles hinein, was an materiellen und immateriellen Dingen für die Zukunft erwünscht wird: ein Bild des neuen E-Bikes, das man gerne fahren würde, ein Bild von einem schönen Garten, das Foto einer Frau auf dem Surfbrett, weil man mit den Wellen des Lebens surfen will… Es gibt viele magische Kisten. Jede ist einzigartig und besonders.

Ankern

Der Kapitän eines Schiffes setzt Anker bei unruhigem Wellengang, um nicht abgetrieben zu werden oder die Orientierung zu verlieren. *Ankern* wird in der Terminologie des Neurolinguistischen Programmierens (NLP) verwendet. Das Wort bringt zum Ausdruck, dass das Erinnern eines intensiven, angenehmen Gefühls, gekoppelt mit einer kleinen Geste, in schwierigen Situationen, wie ein Anker, Gefühle von Sicherheit und Stabilität vermitteln kann. Eine solche Geste kann das Drehen an einem Fingerring, Faustballen oder etwas anderes sein. Wenn man sich nun in einer schwierigen Situation mit unangenehmen Gefühlen befindet und die Geste ausführt, werden gespeicherte, angenehme Gefühle aus dem Inneren abgerufen, erinnert. Bei einiger Übung stellt sich somit schneller Beruhigung und Entspannung ein. Ankern basiert auf der Reizreaktionskopplung. Ein sinnlicher Reiz löst eine Reaktion aus.

In der kunsttherapeutischen Biografiearbeit werden visuelle Anker gesetzt, optimalerweise ebenfalls gekoppelt mit angenehmen Gefühlen wie Freude, Glück, Zuversicht oder Hoffnung. Das selbstgestaltete Werk wird zum persönlichen Bedeutungsträger. Dennoch sollte es nicht unbedingt für das Wohnzimmer gerahmt werden. Persönliche Werke benötigen besonderen Schutz. Ein:e Betrachter:in, die den Kontext, in dem das Werk entstanden ist, nicht kennt, ist schnell in der Wertung. Dann kann selbst ein freundlich gemeintes: *Das ist aber hübsch,* ernsthaft verletzend wirken. Ein stimmiger Bildausdruck kann von der Autor:in auch dann als positiv empfunden werden, wenn der Kontext herausfordernd ist. Denn es ist gelungen, dem Problem, dem Konflikt, der Krise mit einem Bild eine Form zu geben, die Begreifen und Bearbeitung, und damit Wandlung, zulässt.

Ein selbstgestalteter, guter Ort in Form von Büchern, Mappen und Schachteln ist ebenfalls ein visueller Anker. Wenn Malen, Gestalten, Schreiben und Sammeln Freude, Entspannung und Wohlbefinden auslöst, erinnert der Anblick des eigenen Art Journals oder der Glücksmomente-Sammlung an die Möglichkeit, selbst aktiv gegen trübe Gedanken und seelischen Schmerz werden zu können.

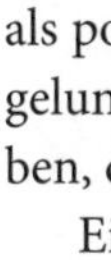

Sammle kleine Dinge, Fotos, Naturschätze, Poesie, deren Anblick dein Herz lachen lassen. Visuelle Anker sind grundsätzlich eine gute Methode, die Stimmung zu verbessern und Freude zu kultivieren.

Eine einfache Bindung

Notiz- und Tagebücher (Journals) eröffnen Räume für Worte und Bilder, die dabei helfen, in Kontakt mit sich zu kommen, das eigene Leben zu betrachten, anzuschauen und zu verstehen. Bilder ermöglichen eine natürliche, innere Distanz aufgrund der Symbolik. Selbstgeschriebene Worte bringen auf eine andere Weise persönliche Inhalte ins Bewusstsein. Fällt das schwer oder fühlt es sich bedrohlich an, über sich selbst zu schreiben, kann es hilfreich sein, von sich in der dritten Person zu schreiben. Schreiben ist ein fortlaufender Prozess, Gedankenkreise und Grübelschleifen werden so ebenfalls eher vermieden. Tagebuchschreiben ermöglicht, Zwiegespräche mit sich selbst zu führen. Tagebuchschreiben kann zum Ventil für alle Gedanken und Gefühle werden. Es hört einfach zu. Es konserviert schöne und schwierige Tage und dokumentiert die persönliche Weiterentwicklung, die trotz Rückschritten normalerweise mehr Fortschritt ist. Ein Journal ermöglicht Selbstreflexion und Selbsterkenntnis ähnlich einem Spiegel

Ein hübsches Heft lässt sich einfach selbst herstellen. Man braucht drei bis acht Papiere der gewünschten Größe, reißfestes Garn und eine feste, größere Nadel. Hilfreich sind eine Ahle, Klammern und ein Falzbein. Die Papiere werden zu einem Heft gefaltet und mit Klammern oder Washitape in der Mitte des aufgefalteten Heftes fixiert, so dass sie nicht verrutschen. Mit Nadel oder Ahle werden nun in der Mitte des aufgefalteten Heftes fünf Löcher durch alle Papierschichten gestochen. Mit Nadel und Faden werden die einzelnen Papierschichten, dem Schema unten folgend, miteinander verbunden.

Abb. 9 Einfache Bindung

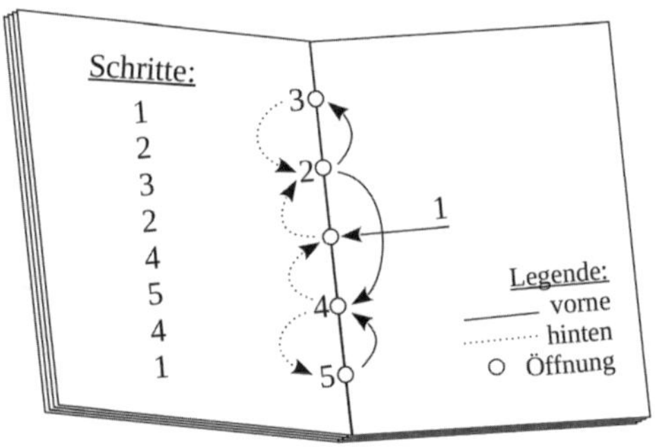

Herstellung eines Zines

Benötigt wird nur ein Blatt im DIN-Format (üblicherweise DIN A4). Hilfreich kann eine Schere sein. Das Blatt wird nun dreimal, jeweils in der Hälfte, gefaltet – dann wieder geöffnet. Acht gleichgroße Rechtecke bilden sich ab. Nun wird das Blatt nochmals in der Mitte gefaltet. Von der geschlossenen Kante ausgehend, wird das Papier bis zur nächsten Faltlinie eingerissen oder eingeschnitten. Dann das Blatt wieder öffnen. In der Mitte ist eine Öffnung entstanden. Durch Aufeinanderlegen der Seiten 1 und 2 (5/6) sowie 3 und 4 (7/8) wird das Zine ganz einfach gefaltet. Ein Zine eignet sich besonders dann, wenn eine einzelne Idee oder einzelnes Thema von verschiedenen Perspektiven aus betrachtet werden soll.

Entspannend ist die Herstellung eines Zines aus einem Blatt, auf dem man vorher wild mit Farbe herumgekleckst oder mit Kuli, Bleistift und ähnlichem gekritzelt hat. Die Umformung des *unaufgeräumten* Papiers in ein Minibuch bewirkt eine ästhetische Verwandlung, die nicht selten Lust darauf macht, weiterzugestalten.

Abb. 10 Zine

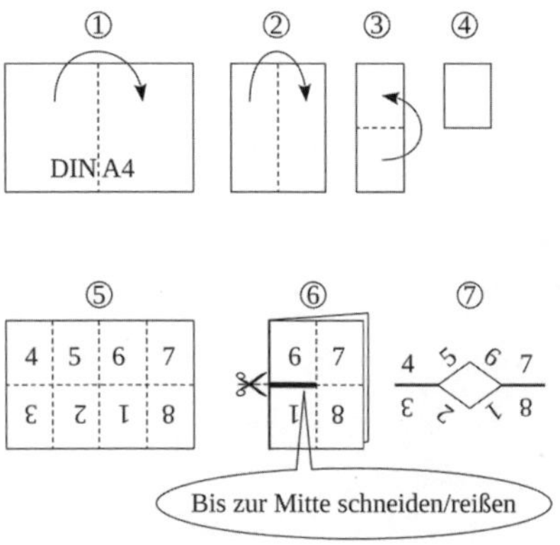

Art Journaling

Schreiben ordnet Gedanken. Gestalten hilft dabei, spielerisch mit ihnen umzugehen.

Journaling ist der englische Ausdruck für Tagebuchschreiben. Anders aber als beim klassischen Tagebuchschreiben, indem man festhält, was man am Tag erlebt hat, dient das Journaling dem Ziel, den Blick auf die positiven und persönlich wichtigen Dinge auszurichten. Bekannt sind Dankbarkeitstagebücher und Bücher zum Beantworten von persönlichen Fragen, die es in unterschiedlichsten Ausführungen zu kaufen gibt. Meist beinhalten sie Fragen wie die folgenden: *Worauf freue ich mich heute? Was kann ich fürs Gelingen meines heutigen Tagwerks beitragen? Was war heute schön? Wie habe ich dazu beigetragen? Wofür bin ich heute dankbar?* – In der Glücksforschung und der Positiven Psychologie werden die positiven Auswirkungen auf das seelische und letztlich auch das körperliche Wohlbefinden immer wieder bestätigt.

Art Journaling ist eine Methode, die darauf ausgerichtet ist, kontinuierlich kreativ zu sein und zu bleiben. Es können Gefühle ausgedrückt werden, ein Zitat ausgestaltet oder der Alltag eingefangen werden, z. B. indem man Einkaufslisten, Eintrittskarten, Süßigkeitenpapiere und ähnliches in die Gestaltung miteinbezieht. In Art Journals darf gespielt und experimentiert werden. Es darf gezeichnet, gestempelt, geklebt und nach Herzenslust gestaltet werden. Unterschiedliche Papiere, Fotos, Bilder und Überschriften aus Zeitschriften können verwendet und zusammengefügt werden. Auch Schreiben ist natürlich erlaubt. Art Journals,

Scrapbooks oder Fauxdoris gleichen den oben genannten Künstlerbüchern, die Ideen, Inspiration und Impressionen einfangen. Jedes selbstgestaltete Buch wiederum wird zu einem persönlichen, eigenständigen Kunstwerk und ermöglicht einen kreativen Zugang zu biografischem Arbeiten.

Abb. 11 Art Journals

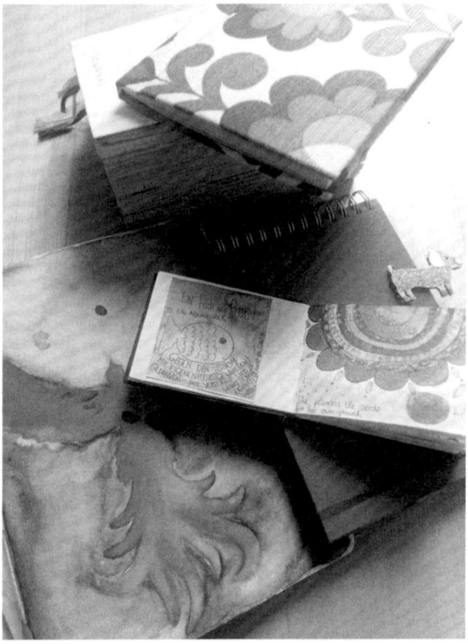

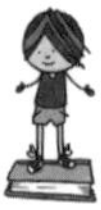

Gestalte eine Feel-Good-Seite.
Gestalte eine Feel-Pretty-Seite.

Calm-down-Glas

Abb. 12 Wir sind der Himmel – nicht die Wolken (buddhistische Weisheit) (Insa Deistler)

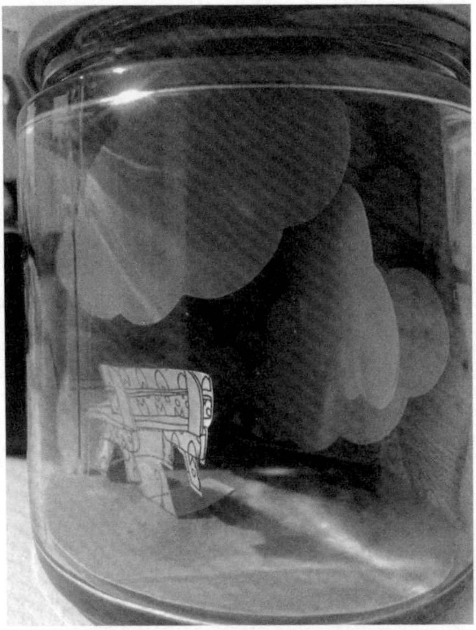

Gute Orte können auch bewahrende Gläser sein. Eine Schneekugel oder ein Schüttelglas ist ein solcher, bezaubernder Miniatur-Ort. Im Inneren wird ein Bild, ein Foto, eine Figur oder eine ganze Landschaft bewahrt. Schüttelt man dieses Glas, wirbelt es Glitzerstaub und Zauberschnee auf. Man sieht vielleicht eine Weile nichts mehr von dem wundersamen Inhalt, der symbolisch für vieles stehen kann: Gefühle, die man häufiger fühlen möchte, die wichtigsten Werte, Menschen, die wichtig sind, ein Lebenstraum, beispielsweise ein Fernreiseziel. Das verwirbelte Wasser, das kurze Zeit den Blick trübt, ähnelt auch dem Monkey-Mind. Der aus dem Buddhismus stammende Begriff symbolisiert Rastlosigkeit und Durcheinander. Man verliert das Wesentliche aus den Augen. Wie wilde Affen springen die Gedanken laut im Kopf herum. Ein Schüttelglas erinnert daran, dass wir viel mehr als unsere Gedanken sind. Hat sich der Wasserwirbel beruhigt, wird auch der Blick ins Innere und auf das Wichtige wieder klar. Auch ohne Wasser können kostbare Glasräume gestaltet werden: Innen-Räume, sichere und schützenswerte Orte.

Man braucht hierfür ein sauberes, verschließbares Glas. Ohne Wasser ist es befüll- und gestaltbar mit Hintergrundlandschaft und Papierfiguren, gleich einer Bühnenkulisse. Mit Wasser und Glitzerstaub gestaltet man mit gefundenen und/oder selbstgebauten, kleinen Elementen. Fimo· oder farbiges Wachs eignet sich gut. Die Elemente werden mit wasserfestem Sekundenkleber oder Heißleim befestigt, das Glas mit destilliertem Wasser und ein paar Tropfen Babyöl befüllt. Anschließend Schnee und Glitzer ins Wasser geben. Nach dem Test,

ob nach dem Verschrauben alles dicht ist, wird auf dem trockenen Glas- und dem Deckelrand großzügig Sekundenkleber verteilt und beides ineinander verschraubt.
Das Wunderglas hilft dabei, zur Ruhe zu kommen und mit dem kostbaren Inhalt in Kontakt zu bleiben.

B.2 Atmen

Den Atem haben wir immer mit dabei, ein Rhythmus, der trägt, ohne etwas verändern zu müssen. Sich immer wieder bewusst zu machen, dass das so ist, hilft dabei, sich zu beruhigen und bei sich anzukommen. Viele atmen unbewusst kurz und flach. Richtiges Atmen bedeutet, langsam durch die Nase einzuatmen und etwas länger durch den Mund aus. Es kann anfangs helfen, beim Einatmen bis drei zu zählen und beim Ausatmen bis fünf. Langsam und bewusst zu atmen entschleunigt den ständigen Gedankenstrom und emotionales Durcheinander.

Beim Atmen gibt es einen wertvollen Moment zwischen dem Ein- und dem Ausatmen, so wie es einen Raum zwischen Reiz und Reaktion gibt. Situationen, die viel abverlangen, laden zu einer Atempause ein. Einen Moment aus der Situation heraustreten, sich selbst eine liebevolle Geste schenken, indem man beispielsweise eine Hand auf den Arm legt oder vielleicht sogar aufs Herz, wirkt aufgrund des Fürsorgesystems im Gehirn, das bei sanfter, wohlwollender Berührung das Bindungshormon Oxytocin und Glücksendorphine ausschüttet.

Ein paarmal ein- und ausatmen und in sich lauschen … Was ist da jetzt? Was braucht es jetzt?…und erlaube ich mir, das zu fühlen?

Wie wundervoll, wenn es möglich ist, sich selbst etwas geben zu können, von dem man vielleicht nie genug bekommen hat, Mitgefühl und Zuwendung.

Man kann sich beim Einatmen auch ein besonders schönes Gefühl *denken,* es sich vielleicht als Farbe vorstellen und beim Ausatmen das unangenehme Gefühl loslassen, vielleicht ebenfalls als Farbe.

Ich atme ein – Leichtigkeit (sonnengelb). – Ich atme aus – Angst (violett).
Ich atme ein – Entspannung (hellgrün). – Ich atme aus – Stress (feuerwehrrot).
Ich atme ein … – Ich atme aus …

Atem-Achtsamkeit ist eine Vorbereitung, um Gedanken beobachten zu können. Atmen und den Boden bewusst unter den Füßen zu spüren, erdet. Der Boden trägt und hält.

Manchen Menschen wird beim bewussten Atmen schwindlig. Als Anleitende kann es sinnvoll sein, die Teilnehmenden auf einem Stuhl oder auf dem Boden sitzen zu lassen. Anleitungen, um bewusst zu atmen, gibt es viele. Besonders die Anleitungen der Traumaexpertinnen Luise Reddemann und Michaela Huber sind hilfreich, wenn man wenig Erfahrung hat. Mindful-Self-Compassion- Lehrende bieten ebenso Atemmeditationen und Mitgefühlsübungen an. Doch im therapeutischen Alltag oder in einem Seminar reicht es vollkommen aus, eine Atempause kennenzulernen und den Boden, den Kontakt zur Erde, zu spüren.

Ein visueller Atemanker ist das Bild einer Spirale. Mit dem Finger diese Spirale von außen nach innen nachzeichnen: Einatmen. Mit dem Finger von der Mitte nach Außen zeichnen: Ausatmen.

Abb. 13 Spirale

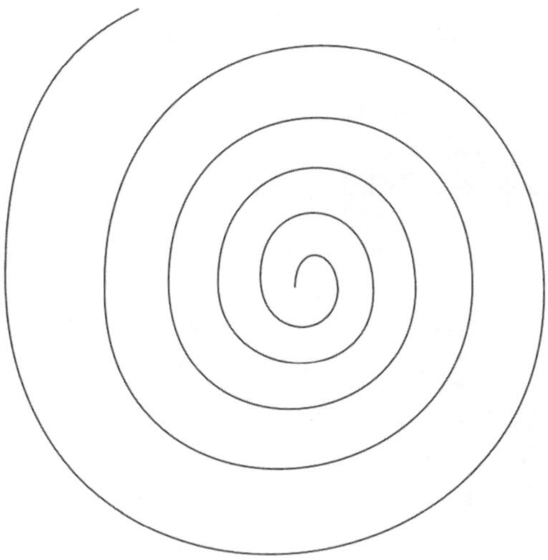

Ankommen bei sich oder zu Beginn einer Imagination

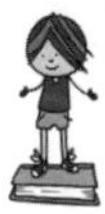

Setzen Sie sich bequem hin. Wenn Sie sehr unruhig oder angespannt sind, ballen Sie die Hände zu Fäusten und schicken Sie alle Anspannung dorthin. Stellen Sie beide Füße auf den Boden. Spüren Sie den Kontakt zum Boden. Dann beobachten Sie, dass Sie atmen, ohne den Rhythmus zu verändern. Beobachten Sie, wie sich der Brustkorb sanft hebt und wieder senkt … Beobachten Sie, wie sich die Bauchdecke sanft hebt und wieder senkt… Und vielleicht spüren Sie sogar, wie auch ihre Nasenflügel ganz sanfte Bewegungen machen. Dann spüren Sie, dass da ein Stuhl ist, auf dem Sie sitzen. Der trägt und hält Sie. Spüren Sie den Kontakt … Nun spüren Sie nochmals ihre Füße auf dem Boden. Spüren Sie, wie der Boden Sie trägt und hält … Lassen Sie den Atem wie in sanften Wellen kommen und gehen. So ist es in Ordnung. Es gibt gerade nichts, was Sie tun müssen. Nur Da-Sein, Atmen, den Boden spüren … Und dann kommen Sie mit Ihrer vollen Aufmerksamkeit zurück. Orientieren Sie sich und suchen etwas blaues (grünes, gelbes …) Klitzekleines im Raum … Dann suchen Sie etwas rundes (eckiges, ovales …) Großes im Raum…

Bewusste Orientierung in Raum, Zeit und Ort gelingt in Verbindung mit einer kleinen Aufgabe schneller und leichter. Man muss sich konzentrieren und fokussieren. Gleichzeitig ist es fast unmöglich, im Traumzustand verschwommen zu bleiben.

B.4 Wortschätzchen und Schreibminiaturen

Welches ist dein Lieblingswort? Warum?

Gedanken klären und Platz für Neues schaffen. Das gelingt mit Schreiben. Schreiben ist wie eine Brücke zu tiefen Gedanken, zu geheimen Wünschen und Träumen. Schreiben schenkt der Vorstellungskraft Worte und überrascht immer wieder mit Unerwartetem. Und auch das Zeichnen und Malen von einzelnen Wörtern ist eine kreative Möglichkeit, etwas Schönes zu schaffen. In alten oder besonders schönen Märchenbüchern werden der erste Buchstabe oder die ersten Worte der Geschichte ausgestaltet.

Illustriere den ersten Buchstaben deines Namens, oder gleich deinen ganzen Namen …

Eine der vielleicht bekanntesten Schreibübungen, die wie eine magische Formel wirkt, ist der Satzanfang *Ich erinnere mich …* Einfach losschreiben und für einige Minuten, den Stift nicht absetzen. Ohne Bewertung dürfen Erinnerungswelten kreiert werden. Falls der Schreibfluss ins Stocken gerät, darf der Satz *Ich erinnere mich …* auch wiederholt aufgeschrieben und fortgesetzt werden. Wem es besonders schwerfällt, der bekommt einen Impuls: *Ich erinnere mich, die Farbe Grün …*

Das Leben als Buch

Das Leben besteht aus immer neuen Kapiteln. Jedes Kapitel verspricht ein Abenteuer, eine kleine Reise.

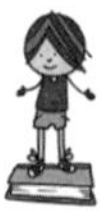

Der Blick in die Vergangenheit: Formuliere dein Leben in Überschriften. Welche großen und kleinen Meilensteine wurden bereits gemeistert? Welches Kapitel ist aktuell aufgeschlagen und sehnt sich nach einem guten Ende?
Der Blick nach vorne: Welche neuen Kapitel möchtest du in dein Leben einladen? Was wird als nächstes kommen? Wo ist Entwicklung erwünscht und willkommen?

Zukunftskapitel: ein Beispiel

- Kapitel 1: Neuland betreten
- Kapitel 2: Die Erlaubnis, Zukunft träumen zu dürfen
- Kapitel 3: Mich selbst gestalten
- Kapitel 4: Kräfte bündeln
- Kapitel 5: Der neugeborene Schmetterling

Dieser Impuls kann auch Teil einer täglichen Routine werden. Er darf auch ästhetisch ansprechend sein und durch die Form Halt vermitteln. Hierfür ein Quadrat auf die Heftseite und 3×3 etwa gleichgroße Quadrate in das große hineinzeichnen. Jedes so entstandene Kästchen bekommt nun eine Überschrift innerhalb des Tages:

Morgenkaffee	Nachtschatten	Möglichkeiten nutzen
Natur ist heilsam	Zeit, etwas auszuprobieren	Tränen erlaubt
Alltagsroutinen	Asiatische Küchenfreude	Lieblingsbuch

Das Lebensbuch, das gerade geschrieben wird, es braucht eine besonders einladende Titelseite … Und falls es sich im Moment nach einem Kriminalroman oder einer Horrorstory anfühlt, dann ist das nicht der komplette Roman, sondern nur ein Kapitel daraus.

Bücherregale sind Schatzinseln. Es gibt Büchereien und Buchhandlungen zum Stöbern. An vielen öffentlichen Orten gibt es Tauschvitrinen für ausgelesene Bücher. Auch das Buchregal zu Hause ist ein wundersamer Ort. Dort findet man nicht nur Romanwelten, sondern auch Gestaltungsmaterial und vor allem Buchtitel.

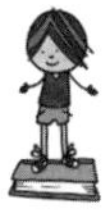

Suche drei Buchtitel aus dem Regal aus. Schreibe unter diesen Titeln je eine Geschichte über dein Leben in der dritten Person, die du warst, die du bist, die du werden möchtest.

Die Zeitschrift *Flow* befragt Buchmenschen wie Bibliothekar:innen, Herausgeber:innen oder Buchhändler nach den wichtigsten Büchern ihres Lebens.

- Welches sind die drei wichtigsten Bücher deines Lebens? – Welche wichtige Botschaft bewahren sie für dich?
- Wenn du immer wieder das gleiche Buch lesen müsstest – welches wäre es? Warum?
- Das Lieblingsbuch deiner Kindheit – welches war es? Was hat die Geschichte mit dir zu tun?

Zu Gestaltungsmaterial werden alte Bücher, indem man sie umfunktioniert oder gleich ganz umgestaltet. Mit Gesso grundiert werden alte Bücher zu Art Journals. Gesso ist ein Grundiermittel aus Leim, Kreide oder Gips und deckenden, weißen Farbpigmenten. Die verdeckte Schrift schimmert je nach Dicke der aufgetragenen Schicht noch durch und dient somit der Gestaltungsmöglichkeiten des Malgrundes. Mit Farben, Collagematerial und Cuttermesser werden sie zu Kunstwerken. Der Auftrag, mit dem Buch alles machen zu dürfen, was man normalerweise mit einem Buch nicht machen darf, inspiriert. Verbotenes hat seinen besonderen Reiz und macht neugierig.

Wortgeschenke

Die gemeinsame Bildbetrachtung eines (persönlichen) Kunstwerkes ist immer auch eine Einladung, die Erfahrung des Kunstschaffens und den bildnerischen Ausdruck in Worte zu fassen. Das kann schwer sein, denn gleichzeitig soll Bewertung vermieden werden. Insbesondere bei Gruppenprozessen sind *Wortgeschenke* eine leicht zugängliche Möglichkeit, alle Teilnehmer:innen zu bitten, in aller Ruhe die entstandenen Kunstwerke zu betrachten und aus der individuellen Perspektive heraus auf sich wirken zu lassen. Jeder Bildbetrachtende erhält einen Stapel kleiner Zettel – ein Zettel pro Wortgeschenk, das poetisch oder alltäglich sein darf. Jeder Betrachtende schenkt jedem Werk mindestens drei Wörter auf drei Zetteln, die zum Ausdruck bringen, was im Bild berührt. Die Zettel werden verdeckt unter oder neben das Werk gelegt. Zuletzt wird auch das eigene Werk so betrachtet, als habe man es noch nie zuvor gesehen. So betrachtet man das persönliche Werk ebenfalls aus einer erweiterten Perspektive. Jede:r erhält nun eine Liste an Wortgeschenken, mit welchen weitergespielt werden darf.

Welches Wort magst du besonders gerne? Welches verstehst du nicht? Welches inspiriert dich zu einem weiteren Bild? Welches macht dich nachdenklich? Mit welchem Wort fühlst du dich gesehen oder auch ertappt? Welche Worte hast du verschenkt? Klingt dein eigenes Thema darin an?

Kein verschenktes Wort muss erklärt werden. Es ist auch nicht wichtig, zu wissen, wer was geschrieben hat. Lieblingsworte dürfen immer auch gesammelt werden, in kleinen Büchlein, Zines, Listenschreibheften. Lieblingsworte sind immer auch Anlass für Schreibminiaturen und weitere Kunstwerke, die die Themen im kreativen Therapieprozess immer weiter verdichten und zunehmend die persönlich bedeutsamen Themen zum Vorschein bringen.

Ein Manifest schreiben

Ein Manifest ist eine Absichtserklärung. Das Wort *manifestieren* bedeutet, etwas sichtbar zu machen. Es wird auch verwendet, um den Wunsch zum Ausdruck zu bringen, ein bestimmtes Ziel oder eine Idee möge Wirklichkeit werden.

Die Voraussetzung dafür, ein Manifest zu schreiben, ist die Bereitschaft, für sich selbst Verantwortung zu übernehmen und für ein gutes Leben aktiv werden zu wollen. Häufig wird zu Beginn der Therapie ein Therapievertrag unterschrieben. Eine unterschriebene Absichtserklärung für das eigene Leben kann einen Therapievertrag ergänzen. Ein Manifest im Kontext Biografiearbeit ist damit ein Versprechen, das man sich selbst gibt. Damit vermittelt es auch Verbindlichkeit und gegebenenfalls eine klare Entscheidung für die Gestaltung des eigenen Lebens. Das Manifest sollte die wichtigsten Werte und Ziele enthalten. Man kann formulieren, was man dafür tun oder auch lassen möchte. Wichtig ist auch, dass es Hindernisse geben wird und Zeiten, die sich wie Rückschritte anfühlen. Man wird sich selbst im Weg stehen und in alte Muster und Verhaltensweisen zurückfallen. Selbstmitfühlend kann man sich im Manifest die Erlaubnis geben, dass solche Momente und Zeiten in Ordnung sind. Das ist menschlich. Und dann wird man es wieder versuchen.

Akrostichon, ABCDarium, Elfchen, Rondell und Schneeball

Ein Akrostichon ist ein Leistengedicht, bei dem die Buchstaben eines Impulswortes untereinander geschrieben werden. Jeder Buchstabe ist dann der Anfang eines weiteren Wortes. Ein ABCDarium funktioniert ähnlich. Um Gedanken zu bündeln, wird das ABC genutzt. Ein Elfchen ist ein Formgedicht aus elf Worten, die auf fünf Verszeilen aufgeteilt sind (1 – 2 – 3 – 4 – 1). Schreibminiaturen können am Anfang zu einem bestimmten Thema genutzt werden, wie auch am Ende einer Therapieeinheit, um die sinnlich-ästhetische Erfahrung zu verdichten.

Bunt**I**ndividuell**O**riginell**G**rafisch**R**eal**A**usdrucksstark**F**ragmentarisch**I**nspirierend**E**inzigartig

K Künstlerische Mittel und Methoden
U Unaussprechlichem mit Bildern Worte geben
N Neue Erfahrungen
S Selbstheilungskräfte aktivieren
T Therapeutische Triade
T Themen des Alltags sehen, verstehen, verändern
H Heilsame innere Bilder finden
E Emotionen Form und Farbe schenken
R Ressourcen aktivieren
A Arbeit mit dem inneren Team
P Perspektiven und Leichtigkeit entdecken
I Integration von Trauer und Schmerz
E Eigenverantwortung mit Freude annehmen

Ein *Rondell* ist ein Formgedicht mit acht Zeilen. Klient:innen schreiben es erfahrungsgemäß sehr gerne. Es klingt beim Vorlesen sehr professionell, ist aber schnell und einfach zu schreiben. Die erste, die vierte und die siebte Zeile sind gleich und auch die Zeilen zwei und acht. Zeile drei, fünf und sechs sind Sätze, die das Thema detaillierter beschreiben.

Das Rondell

1 Es klingt wie Karussell

2 Mit Leichtigkeit im Kreis herum

3 ein Formgedicht

4 Es klingt wie Karussell

5 Inspirierende Gedanken zum Thema

6 Wortschatzminiaturen

7 Es klingt wie Karussell

8 Mit Leichtigkeit im Kreis herum

Auch ein *Schneeball* ist ein Formgedicht. Es besteht aus neun Zeilen, ausgehend von dem ersten Wort der ersten Zeile, wächst die Wortwelle zur Mitte in Zeile fünf mit fünf Wörtern an und klingt dann wieder in Zeile neun in einem Wort aus. Es sieht zudem hübsch aus.

Alltag
zu dicht?
Schaff dir Raum
für Lebendigkeit und Freude
Es braucht Mut und Gelassenheit
Krümel dürfen auch liegenbleiben
Raum für dich
kleines Glück
Lache!

100 random facts about me

Einhundert zufällige Fakten über sich aufschreiben, die nicht jeder von einem weiß. Natürlich müssen es nicht wirklich 100 sein. Die Steilvorlage soll lediglich zum Ausdruck bringen, dass auch die kleinen Dinge genannt werden dürfen, in etwa in der Form, dass der Hund *Wink* heißt oder lieber gebadet als geduscht und Marmeladenbrot zu Linseneintopf gegessen wird. Die Idee hinter dieser Übung ist, die Einzigartigkeit und das Individuelle zu entdecken und zu würdigen. Drei Kinder haben viele Menschen, aber nicht jeder hat zwei Töchter und einen Sohn, die Sofie, Luisa und Nick heißen. Viele Menschen leben in Miethäusern und Eigentumswohnungen, aber den Traum von einem Tiny House haben schon weniger Menschen. Wie viele Menschen haben in ihrem winzigen Studentenzimmer ein selbstgebautes Hochbett als Schlafzimmeretage?

Was willst du *nicht* wissen?

Schreibe Listen

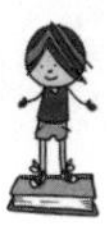

- Erstelle eine *Hitliste negativer Gedanken.* Schreibe mindestens zehn typische Gedanken auf und bringe sie in eine Rangfolge. Präsentiere diese als Top-Ten der Woche: Unangefochten auf Platz 1 *Ich bin dumm.* Gleich gefolgt von *Ich schaffe das nicht.* Um einen Platz verbessert hat sich… Auf dem 10. Platz neu eingestiegen *Ich bin alt.* – Die Hitliste ist eine klassische Defusionsübung aus der Akzeptanz- und Commitmenttherapie.
- Schreibe *Glückslisten für Nebel-Tage* im Frühling… Sommer… Herbst… Winter. Schreibt man N-E-B-E-L von hinten nach vorne, wird aus Nebel L-E-B-E-N. Glückslisten helfen, das kleine Alltagsglück wahrzunehmen, einen Latte Macchiato am Morgen, die ersten *Krokusse* im Garten, die Entdeckung eines neuen Podcasts, der besten Freundin eine liebe Nachricht schicken, Zucchinikuchen backen… Besonders dann, wenn alles grau und traurig erscheint.
- *Schreibe Dankbarkeitslisten für Dinge, für die du dankbar bist oder sein könntest:* Für welche Menschen in deinem Leben bist du dankbar? Gibt es materielle Dinge, für die

du dankbar bist? Welches sind besonders leuchtende Ereignisse deines Lebens? Was schätzt du an deinem Wohnort? Was schätzt du an deinem Körper?

- *Schreibe Listen für Herzenswünsche:* Welche Herzenswünsche sind bereits in Erfüllung gegangen? Welche Wünsche trägst du weiter in deinem Herz? Wann tanzt oder hüpft dein Herz? Was liegt dir am Herzen und ist dir wirklich wichtig? Wer hat einen Platz dort?
- *Schreibe Listen für Glücksgefühle – Gefühle, die du öfter fühlen möchtest …:* abenteuerlustig – ausgeglichen – begeistert – dankbar – energiegeladen – frei – geborgen – hoffnungsvoll – inspiriert – kraftvoll – lebendig – mutig – neugierig – optimistisch – ruhig – stark – tapfer – unbeschwert – verbunden – zärtlich …

Wortschätzchen

Einer Kiste voller Satzanfänge und Wörter ist ein inspirierender Wortschatz mit dem man Spielen kann. Dafür kann man Worte aus Zeitschriften ausschneiden oder interessante Worte sammeln, die gut gefallen. Man kann einzelne Worte heraussuchen und ein Gedicht kleben, eine kurze Geschichte aus fünf Zufallswörtern erfinden oder einen Satzanfang weiterschreiben. Besonders interessant sind dabei ungewöhnliche Formate, auf die man schreibt, beispielsweise ein rundes Blatt: Man beginnt im Kreis herum von außen nach innen zu schreiben. Das Ende des vorhandenen Platzes ist sichtbar und begrenzt auf angenehme Weise oder eine Banderole, ein langer Papierstreifen: Dieser hat vielleicht seinen Ursprung in einer Streichholzschachtel und kann geknickt darin auch wieder verschwinden.

Abb. 14 Wortschätzchen I

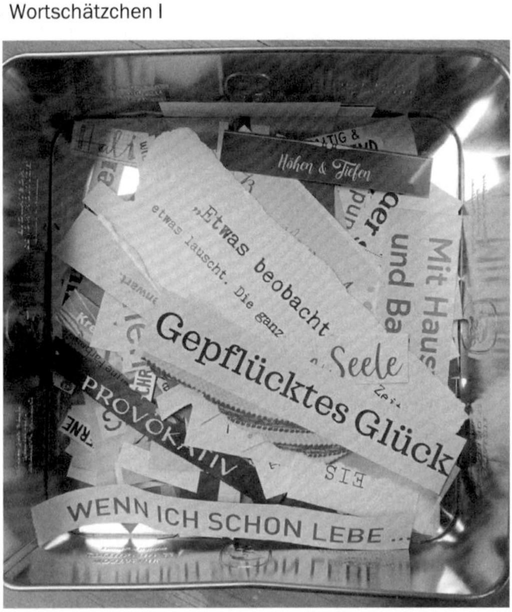

Abb. 15 Wortschätzchen II

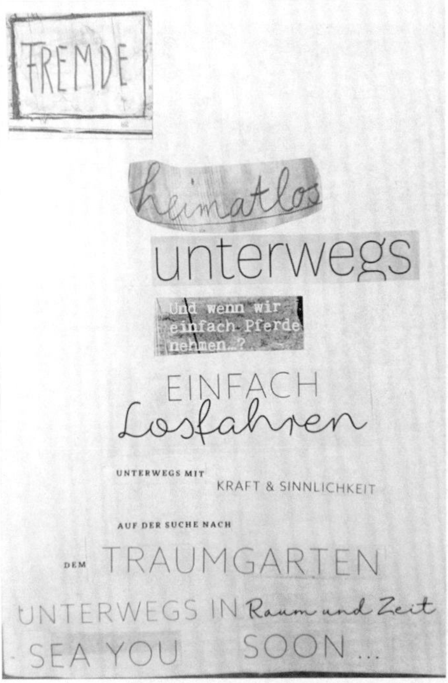
FREMDE
heimatlos
unterwegs
Und wenn wir einfach Pferde nehmen...?
EINFACH
Losfahren
UNTERWEGS MIT
KRAFT & SINNLICHKEIT
AUF DER SUCHE NACH
DEM
TRAUMGARTEN
UNTERWEGS IN Raum und Zeit
SEA YOU
SOON ...

Einen besonderen Wortschatz findet man auf einer Buchseite. Besonders hübsch sind leicht vergilbte Buchseiten aus alten Büchern. Es dürfen aber auch herausgetrennte Buchseiten aus Büchern sein, die man nicht mag oder nicht mehr braucht. Hieraus lassen sich *Black-Out-Poems* gestalten. Die Methode ist das Geschenk einer 19-jährigen Patientin, die ein komplettes Buch auf diese Weise gestaltete. Es werden aus dem Text *herausspringende* Wörter eingekreist. Der umliegende Text geschwärzt. Diese Worte sind persönlich bedeutsam. Poesie in Bild und Wort entsteht, in schwarz oder auch Farbe. Die Schwärzungen dürfen auch mit Gesso in weiß gestaltet und können dann mit Farbe umgestaltet werden. Die junge Frau sprach wenig und hatte wenig Vertrauen. Zu jeder Kunsttherapiestunde bekam sie einfache Schreibimpulse mitgebracht, die sie nach und nach umsetzte. Ihr behandelnder Arzt und ihre Kunsttherapeutin waren in engem Kontakt. Nur so erfuhr die Kunsttherapeutin davon, dass der Arzt ihre Gedichte und Texte lesen durfte, später der Patientin auch vorlesen. Manchmal zeigte sie eine Gestaltung, meistens wollte sie während der Kunsttherapiestunde einfach nur wortlos mit der Kunsttherapeutin spazieren gehen. Manchmal ist es wichtig, den Raum für Schweigen offenzuhalten, oftmals auch auszuhalten, und den nicht gesprochenen Worten zu lauschen.

Abb. 16 Blackout Poem (Sylvia Dellemann: Oma Lotti Inspirierende Biografiearbeit für Klein und Groß)

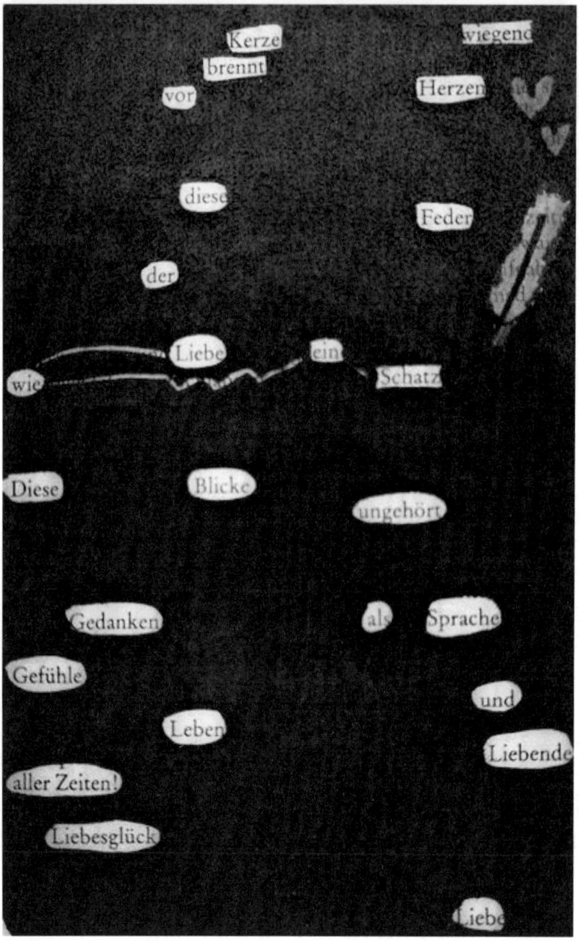

B.5 Kreativminiaturen

Kreativminiaturen sind kleine, schnelle Skizzen, kleine Gestaltungen und *Blitzgedanken,* entwickelt zur Auflockerung oder zur Vertiefung eines Themas, zum Beispiel bei der Vermittlung psychoedukativer Inhalte. Belasteten Menschen kann es sehr schwerfallen, sich zu konzentrieren. Zuzuhören ist anstrengend, die Gedanken können immer wieder abschweifen. Sinnlichkeit führt in die Präsenz des Augenblicks und in den Körper zurück. Die hier vorgestellten Kreativminiaturen eignen sich auch als kurze oder auch längere Impulse oder Geschenke für die Zeit zwischen zwei Therapieeinheiten.

Das bin ich

Freundebücher sind die Poesiealben der heutigen Großelterngeneration. Jedes Kind liebt sie, denn Freundebücher versammeln die Steckbriefe mit Fotos und persönlichen Wünschen der Freund:innen in bunt gestalteten Büchern. Warum nicht in der kunsttherapeutischen Biografiearbeit wieder einmal selbst einen solchen Freunde-Fragebogen ausfüllen?

Wenn du ein(e) … wärst, wärst du …

- das Tier …
- die Farbe …
- dieses Nahrungsmittel …
- dieses Getränk …
- die Pflanze …
- das Lied …
- der Planet / die Insel …
- … Ich wünsche mir für mich …

Der Regenschirm

Jeder Mensch lernt, sich in schwierigen Situationen zu schützen.

Male oder zeichne einen Regenschirm und schreibe oder klebe hinein, was dir Schutz und Sicherheit gibt.

Abb. 17 Regenschirm

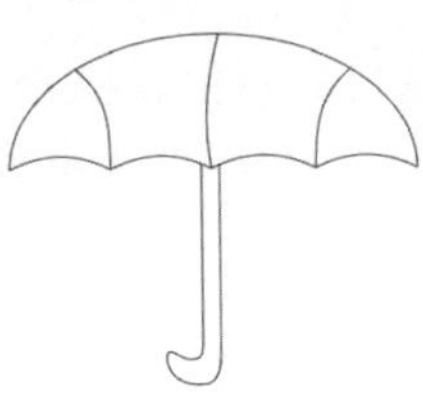

Schneeglückchen und Kroküsse

Dr. med. E. von Hirschhausen definiert fünf Arten des Glücks.

Finde für jedes Glück für dich erlebbare Beispiele. Für jedes Glück eine Blume in der passenden Farbe malen nicht vergessen …

- Das *Glück des Moments* (engl. Pleasure) ist sinnlich und flüchtig, ein Duft, ein Klang, ein Geschmack, Berührung: Zärtlichkeit, ein Bad, Schokolade, Kaffeeduft …
- Das *Glück der Selbstüberwindung* (engl. Flow) fordert einen heraus, ist mitunter anstrengend. Es ist das Glück, etwas zu schaffen oder möglich zu machen, daran zu wachsen: ein kreatives Tagebuch beginnen, Schwimmen gehen, vom Einmeterbrett springen, alleine U-Bahn fahren …
- Das *Glück der Fülle* (engl. Bliss, Beauty) meint die Schönheit der Natur, spirituelle Erfahrungen, das Empfinden von Dankbarkeit oder Gelassenheit: Stille, Zeit am Mondsee, fünf Minuten Kaffeepause …
- Beispiele für das *Glück der Gemeinschaft* zu finden, fällt Menschen, die sich einsam fühlen oder trauern, manchmal besonders schwer. Sie brauchen dann oft Begleitung, auch dieses Glück im eigenen Leben zu entdecken. Vielleicht sind es dann die Vögel, die man am Morgen singen hört oder die Eulenrufe in der Nacht, das Lächeln der Kassiererin im Supermarkt oder der Nachbar, der freundlich grüßt … Natürlich sind Familie, Freunde und (Haus-)Tiere Glück, wenn man sie hat und sich auch gut mit ihnen versteht. Kein Mensch ist eine einsame Insel im Meer. Einsamkeit ist ein Gefühl. Das Bedürfnis von Zugehörigkeit und Verbundenheit mag nicht erfüllt sein. Wie kann Verbundenheit trotzdem erfahrbar werden?

  Eine 86 Jahre alte Dame, die wenig Besuch bekam, fühlte sich im Sommer der Fußballweltmeisterschaft 2006 in Deutschland sehr verbunden. Sie verpasste kein einziges Spiel, jubelte bei jedem Tor und schimpfte wie ein Rohrspatz bei jedem *Foul.* Auch liebte sie verschiedene Fernsehserien, Seifenopern. Sie erzählte von den Charakteren, als seien es ihre Freundinnen. Sie konnte sich mitfreuen und maßlos über Betrug und Dummheit aufregen. Sie litt und liebte mit. Damit hat sie sich eine wohltuende Kindlichkeit bewahrt oder wiederentdeckt. Kinder identifizieren sich auch mit ihren Helden aus dem Fernsehen oder aus Geschichten. Und welcher Erwachsene kennt es nicht, sich für zwei Stunden mit dem Helden oder der Heldin eines Films auf der Kinoleinwand zu identifizieren?

  Menschen, die gerne Romane lesen, können diese Form der Verbundenheit ebenfalls nachempfinden. Die Vorstellungskraft ermöglicht es dem Gehirn, Erfahrungen zu machen, als seien sie real. Natürlich ersetzen fiktive Figuren keine tatsächlichen zwischenmenschlichen Kontakte. Das soll ausdrücklich gesagt sein. Fehlen Menschen im eigenen Leben, ist es früher oder später Zeit, sich wieder mit anderen Menschen zu verbinden, vielleicht durch neue Aktivitäten wie Sport, Erzählcafés oder Reisen. Verbundenheit ist auch in der Natur intensiv erfahrbar.
- Das *Glück des Zufalls* (engl. Luck) besteht aus günstigen Gelegenheiten und schönen Begebenheiten, Fundstücken aller Art. Das können Geschichten und Episoden aus dem eigenen Leben sein, etwas, nach dem wir greifen können, wie etwa eine hübsche Muschel am Strand, eine bunte Murmel unter dem

Wohnzimmerregal, eine Vogelfeder am Spazierweg, natürlich auch ein Lottogewinn und die Gewissheit, einen Schutzengel gehabt zu haben, als einem der rote SUV die Vorfahrt genommen hat…

Besonders schön ist es Klient:innen dann auch, ein Blümchen mit in den Tag zu schicken oder das viele Glück gleich auf passende, ästhetisch ansprechende Bildkarten schreiben zu lassen … Auch Gänseblümchen sind kleine Lichtbringer. Getrocknet und in kleinen, hübsch gestalteten Streichholzschachteln gesammelt, können sie an Lichtmomente erinnern. Und wie würde es sich anfühlen, sich selbst einmal einen kleinen Blumenstrauß auf dem Weg nach Hause zu kaufen und auf den Esszimmertisch zu stellen …?

Schmetterlingsgedanken des Alltags

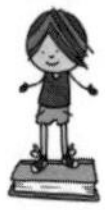

Gestalte einen Schmetterling – oder viele kleine …

In welchen Momenten fühlt sich Leben leicht an? Mit wem kannst du lachen? Über was? Mit wem verbringst du am liebsten deine Zeit? Welchen Duft liebst du? Dein Lieblingslied? Dein Lieblingswort?

Antworten auf diese Fragen können auf ein Origami-Blatt geschrieben werden. Anschließend darf ein Schmetterling daraus gefaltet werden.

Abb. 18 Schmetterling

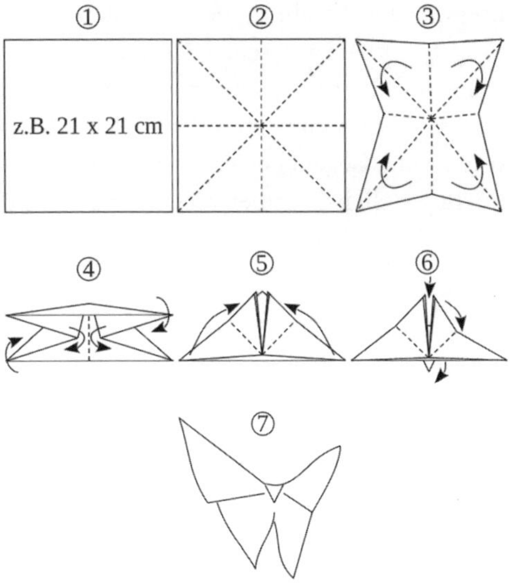

Fünf Fragen

Fünf Fragen, die sich auf das Erfahren von Identität beziehen.

- Schreibe und zeichne …
- Welche Heilmittel kennst du gegen Schmerzen und Traurigkeit? (Medizinfläschchen) – zum Beispiel Baden, Schlafen, die Wahrheit, ein Regenbogen, Weinen, einen Freund anrufen …
- Welche Begegnungen mit welchen Menschen, haben dich nachhaltig beeindruckt, vielleicht sogar positiv geprägt? (Figuren oder Herzen)
- Bei welcher Tätigkeit fühlst du dich zutiefst lebendig? Was liebst du zu tun? (Zeichne ein Symbol für die jeweilige Tätigkeit)
- Für was gibst du am liebsten Geld aus? (Kreise als Geldmünzen)
- Welche bekannte Person des öffentlichen Lebens würdest du heute zum Kaffee einladen? Welche Frage würdest du ihr stellen? Hast du eine Idee, was sie antworten könnte? (zwei Kaffeetassen)

Es ist mutig, Fragen zu stellen, und ebenso, mit Fragen zu leben, auf die man keine Antwort weiß. Sich die Fragen bewusst zu machen, ermöglicht auch einen bewussten Umgang mit diesen. Ein Kollege fragte einmal: Wahrheit oder Himbeersoße drüber kippen? Beides ist erlaubt. Entscheidend ist der erweiterte Handlungsspielraum, indem man eine Wahl hat, etwas so oder anders tun zu können. Man darf immer auch weniger bedeutsame Fragen stellen und die große Sinnfrage hinten anstellen.

Eine Bonusfrage stellen – wenn etwas Spaß macht, möchte man mehr davon. Eine Bonusrunde im Kettenkarussell, eine Zugabe bei der Comedyshow, noch eine Geschichte … Interessante Fragen und inspirierende Gedankengänge fordern lustvoll auf, um die Ecke zu denken. Albert Einstein sagte, *Kreativität ist Intelligenz, die Spaß hat.* In Gruppen Fragen zu sammeln, die man gerne beantworten würde, Fragen, deren Antworten vom Gegenüber einen wirklich interessieren würden, und Fragen, die man nicht gestellt bekommen möchte, machen Spaß. Fragen sind erlaubt. Schweigen ist ebenfalls erlaubt.

Was würdest du erfinden, wenn du es könntest?
Beschreibe und skizziere …

Das Kastanienwunder

Die Kunsttherapeutin Insa König kopierte eine Kastanie in ihrer stacheligen Schale. Auf der Kopie ist das Bild bestenfalls zu erahnen. Darunter schrieb sie die Worte *Wunder, …ja Du!* Ein Bild und diese drei schlichten Worte vermögen bei Gestaltenden unendlich viele Assoziationen und ebenso-viele Emotionen auszulösen.

Abb. 19 Wunder – Ja, Du

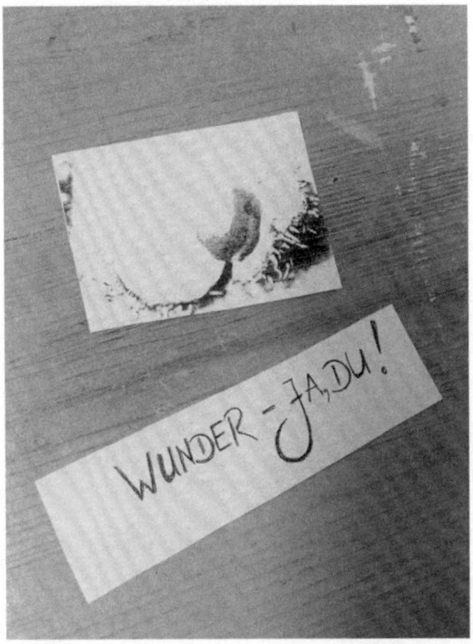

© Insa König

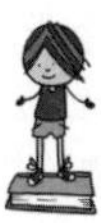

Lege interessante Fundstücke auf ein Kopiergerät.
Gestalte weiter ...

Steine

Steine umgibt ein besonderer Zauber. Sie können Sinnbilder für alles Schwere und Schmerzhafte im Leben sein oder wertvolle Fundstücke, die sich in die Hand schmeicheln und damit Halt vermitteln können. Steine können achtsam betrachtet werden und in die Gegenwart zurückführen. Halbedelsteinen und Edelsteinen wird oftmals heilende Wirkung zugeschrieben. Egal ob es sich um einen besonderen Flusskiesel, einen kantigen Waldfund oder einen kostbaren Stein handelt, Steine faszinieren in ihrer Haptik und Optik. Es gibt das Sprichwort, dass man aus Steinen, die im Weg liegen, auch etwas Schönes bauen kann. Steine können in kleine Kunstwerke verwandelt werden, indem man sie bemalt. Damit sie richtig leuchten, wählt man einen Untergrund in Weiß oder zeichnet das gewünschte Muster mit weißer Farbe vor. Anschließend farbig übermalen.

Gaben

Als Bild eignet sich die Umrandung der eigenen Hände – Zehn Gaben werden sich finden lassen, für jeden Finger eine. Es darf geschrieben, gezeichnet und später weitergestaltet werden. Hände stehen symbolisch auch dafür, etwas gut *händeln* zu können, etwas begreifen und aufgreifen zu können, handlungsfähig zu sein. Zu einer Schale geformt, bilden sie eine Gefäßform, die empfängt und beschützt.

Jede:r hat eigene Fähigkeiten vom Leben, Gott oder dem Universum bekommen und daraus Kenntnisse und Fertigkeiten entwickelt. Das sind kostbare Geschenke, die wir zu oft als selbstverständlich betrachten. Allein Hände zu haben, mit welchen man gestalten kann, ist kostbar. Mit einer duftenden Handcreme die eigenen Hände zu massieren schenkt diesen Wertschätzung, gleichzeitig wird durch die relativ harmlose Selbstberührung das Selbstfürsorgesystem aktiviert.

Das Leben hat dir eine oder mehrere besondere Gaben geschenkt. Welche sind das? Wie nutzt du deine Gaben bereits für deine alltäglichen und auch besonderen Aufgaben im Leben? Welche Gaben könntest du noch mehr nutzen und einbringen?

Manchmal helfen auch Humor und Reframing. Was ist das Besondere daran, eine Drama Queen zu sein? Was ist das Gute daran, zwei linke Hände zu haben? Dir fällt nie etwas ein? Super! Was ist der Vorteil daran?

So nähert man sich dann im Austausch immer mehr den besonderen Eigenschaften (wie Fleiß, Treue, Hilfsbereitschaft …), besonderen Fähigkeiten (gerne Kochen, Feste organisieren, technische Aufgaben lösen, einen grünen Daumen habe …), den Dingen, in denen man sich besonders gut auskennt (mit Kindern, im Umweltschutz, in der Kinowelt …). Bei Klient:innen führt das oft zu Erstaunen. Es ist eben nicht selbstverständlich, Socken stricken zu können.

Aus selbsttrocknender Modelliermasse lassen sich kleine Teller oder Schalen formen. Mit Stempeln können Worte gestempelt werden, die sich gut anfühlen und an Schönes erinnern. Nach dem Abschluss können sie mit Aquarellfarben bemalt werden. – Wortgeschenke in anderer Form.

Abb. 20 Wortgeschenk

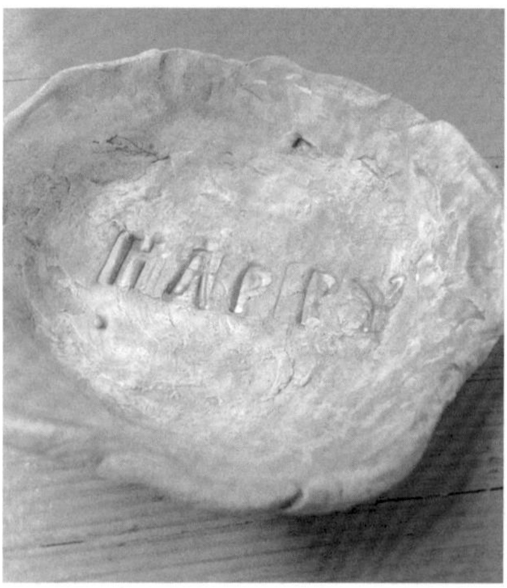

Vom Kopf bis zu den Füßen

Zeichne ein Selbstportrait der besonderen Art von dir. (inspiriert von Andere Zeiten e.V.) Was lässt dir die Haare zu Berge stehen? Was nimmst du mit deinen Augen, Ohren, deiner Nase am liebsten wahr? Worüber sprichst du gerne? Wofür schlägt dein Herz? Was möchtest du als nächstes anpacken? Wann wird es dir in deinem Bauch ganz wohlig warm? Was sind wichtige Standpunkte? Was hält oder trägt dich? In welche Richtung geht dein nächster Schritt?

Abb. 21 Selbstportrait

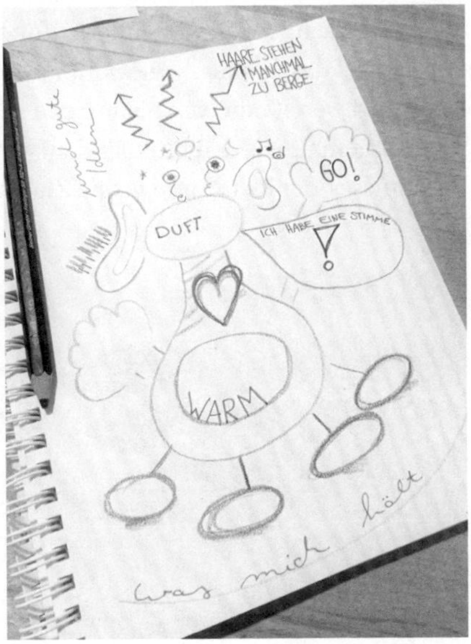
HAARE STEHEN MANCHMAL ZU BERGE
GO!
DUFT
ICH HABE EINE STIMME
WARM
was mich hält

Sinnvoll-Zine

Mit den Sinnen wird die Wirklichkeit erfahren.

Bastle ein Zine

Sammle ein ... Augensterne – was siehst du dir gerne an? ... Duft – was schnuppert deine Nase gerne? ... Zauberklänge – was hörst du gerne? ... Aroma – was schmeckst du gerne? ... Zartes – was spürst du gerne auf deiner Haut?

Diese kleine Übung kann in einer Gruppe Stunden füllen, wenn eine:r die andere:n inspiriert. Erlaubt ist Besonderes, Leises, Lautes und Einfaches, Schlichtes ...

Zum Beispiel:

- Ich schaue mir gerne Lifestylemagazine an, allein wegen der Bilder.
- Ich mag die Musik-Playlisten meiner großen Tochter und das Gluckern und Gurgeln des Espressokochers.
- Ich liebe Schokolade und Zimtschnecken
- Sommergewitterregen, der meine Kleider durchnässt, lässt mich lebendig fühlen …

Eine Lebenskette gestalten …

Diese Idee kann auf Papier umgesetzt und gestaltet werden oder tatsächlich aufgefädelt werden. Perlen können aus einem tatsächlichen bunten Perlenfundus, bestehend aus verschiedensten Perlen aus Holz, Glas, Papier…, gewählt werden. Der Anblick eines solchen Perlen-Glases berührt bereits die verspielte Seite in einem Menschen. Die Perlen können auch selbst gemalt werden oder sind ausgestanzte Kreise. Besondere kleine und große Erlebnisse oder kleine und große Ziele werden auf den (roten) Lebensfaden gefädelt.

Abb. 22 Lebensperlen

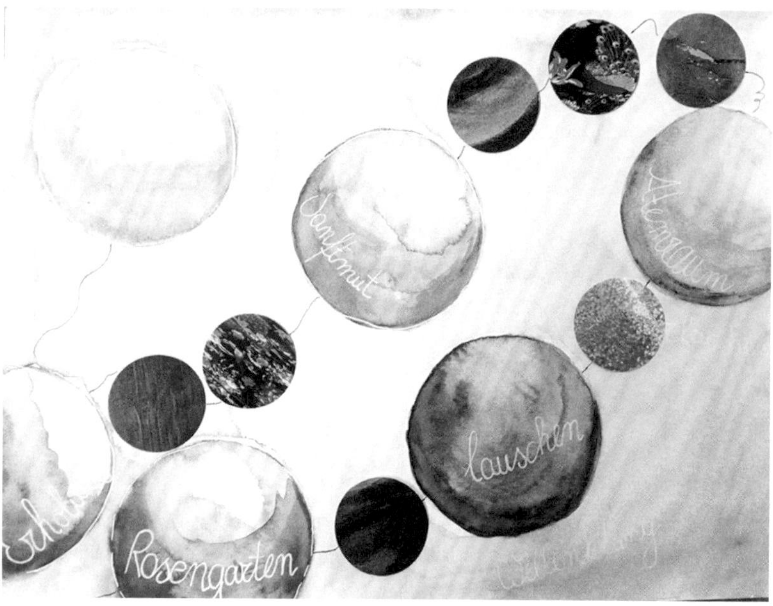

Male mit Kreiden deine einzigartige Lebensmelodie…

B.6 Umgang mit Emotionen

Welches sind deine drei Lieblingsgefühle? Welche Farbe haben sie? Welche Form? Was kannst du tun, diese Gefühle täglich in dein Leben einzuladen? Worüber ärgerst du dich am liebsten?

Gut oder schlecht drückt in den seltensten Fällen aus, wie wir uns wirklich fühlen. Leider ist unser Gefühlsvokabular bei den meisten Menschen wenig ausgeprägt. Kaum einer würde auf die Frage: *Wie geht es dir?* mit *Ich fühle mich heute lebendig und leicht* antworten. Eher noch fallen uns verschiedene Gefühle ein, die unter die Kategorie *Schlecht* fallen oder wir nutzen Worte, die ausdrücken, was wir denken, wie wir sind oder wie wir denken, dass andere sich uns gegenüber verhalten. Das sind Sätze wie, *Ich fühle mich (in meinem Beruf) wie ein Versager* oder *Ich fühle mich abgewertet* statt *Ich bin traurig, weil du laut geworden bist.* Es ist lohnenswert, in einer Gruppe oder auch alleine Listen für angenehme und unangenehme Gefühle anzulegen und somit das eigene Gefühlsrepertoire stetig zu erweitern.

Es gibt keine guten oder schlechten Gefühle. Gefühle sind. Unangenehme Gefühle verweisen auf unerfüllte Bedürfnisse. Angenehme Bedürfnisse auf erfüllte Bedürfnisse. Wenn wir herausfinden, was das Bedürfnis ist oder die Bedürfnisse hinter einem bestimmten Gefühl sind, ist es auch möglich, Strategien zu entwickeln, um häufiger angenehme Gefühle fühlen zu können. Eine Emotion ist etwas, was innerlich bewegt. Gefühle kommen und gehen wie Meereswellen. Was Emotionen nicht sind, sind Begleiterscheinungen wie beispielsweise das Gefühl, ein Loch im Bauch zu haben. Was ist das Loch im Bauch? Leere? Traurigkeit? Sehnsucht? Hunger? – Emotionen sind auch keine Körpergefühle wie physische Schmerzen. Es sind keine Gedanken oder Einschätzungen, wie andere Menschen zu mir stehen oder über mich denken, auch keine Vermutungen, Eindrücke und Bewertungen anderer Menschen. Emotionen beinhalten Handlungsimpulse. Man möchte etwas tun, auf das Gefühl reagieren. Gleichzeitig löst bestimmtes Verhalten Emotionen aus. Emotionen entstehen, indem ich eine bestimmte Gegebenheit, einen Sachverhalt bewerte und beurteile. Fällt das Urteil positiv aus, stellen sich angenehme Gefühle ein, fällt es negativ aus, stellen sich unangenehme Gefühle ein. Direkt erfahrbar sind Emotionen im Körper. Wenn es kein Hunger nach Essen ist, ist das Loch im Bauch demnach der körperliche Ausdruck für das Gefühl, das das körperliche Symptom auslöst, vielleicht Einsamkeit oder Trauer. Um den Umgang mit Emotionen bewusst gestalten zu können, lohnt es sich, zu lernen, diese differenziert wahrzunehmen und in Folge zu verändern. Verändern kann man Emotionen indem man die auslösenden Gegebenheiten bewusst auswählt oder verändert, die eigenen Bewertungen überdenkt oder die Aufmerksamkeit bewusst auf Dinge richtet, die angenehme Gefühle auslösen. Emotionen sind wertvoll. Jede Emotion trägt eine schmerzende und eine freudige Qualität in sich. Emotionen definieren und regulieren persönliche Grenzen. Grenzen wiederum erschaffen Individualität und Identität.

- *Trauer* bedeutet, etwas Wertvolles verloren zu haben. Es ist das Realisieren eines Verlustes. Trauer birgt auch die Qualität von Liebe und Anteilnahme in sich und die Chance, Vertrauen zu erlernen.
- *Angst* verlangt nach Schutz und Abstand, Distanz vor der Bedrohung. Angst fordert zu Mut und Überlebenswillen auf.
- *Wut* zeigt die eigenen Grenzen auf – Es ist eine kraftvolle Emotion, die Gerechtigkeit fordert. Wut verweist auf Stärke und Kreativität.
- *Freude* ist erlebbar durch Mitgefühl, Verbundenheit und Gegenwart. Man fühlt sich beschenkt.
- Auch *Leere* ist ein häufig benanntes Gefühl. Leere ist nicht leer. In der Leere ist die Fülle und die Lebendigkeit als Qualität verborgen.

Jede Emotion kann zu Papier gebracht, in Farbe und Form gegossen, mit Naturmaterialien oder anders symbolisch dargestellt werden. Besonders geeignet sind auch große Kreise, die ein Ganzes aus verschieden farbigen und unterschiedlichen Tortenstücken bilden. Eine solche Fülle an Emotionen beeindruckt, im Besonderen, wenn ein Gefühlszustand sehr dominant vorherrscht.

Gefühls-Pole darzustellen ist reizvoll. Zunächst werden fünf bis sechs Gefühle ausgewählt. Anschließend wird das Gefühl des Gegenpols gesucht. Wie ein Mischpult reihen sich mehrere Gefühlspaare untereinander. Wie ist der momentane Gefühlszustand? Mit Transparentpapier lässt sich der Regler in die eine oder die andere Richtung verschieben. Welches Gefühl möchte mehr oder intensiver gefühlt werden, welches weniger?

Jede Emotion beinhaltet Allgemeingültiges und Persönlich-Individuelles, das sich beschreiben und in der jeweiligen Bedeutsamkeit erkunden lässt.

Wenn du dich (traurig, wütend, freudvoll …) … fühlst, …

- … welche Gedanken denkst du?
- … wo spürst du das in deinem Körper?
- … möchtest du am liebsten … (was) … tun?
- … erkennen das andere daran, dass …
- Wie ist dieses Gefühl regulierbar? Brauchst du mehr davon? Weniger hiervon?

Gefühle lassen sich auch als Gefühlskarten oder -kreise mit Farben gestalten. Dabei bekommt jedes Gefühl eine oder zwei individuelle Farben.

Wut – Hoffnung – Angst – Trauer – Scham – Panik – Ärger – Lust – Liebe – Vertrauen – Einsamkeit – Kraft – Leere – Neid – Mut – Stolz – Leicht – Schwer – Überraschung – Gleichgültigkeit – Zuneigung – Zufriedenheit – Frust – Ohnmacht – Freude – Glück …

Welches Gefühl kennst du gut und fühlt sich vertraut an? Welches Gefühl ist unvertraut und fremd? Stelle beide Gefühle auf einem Blatt dar.

Mit Gefühlen kann man auf unterschiedlichste Weise umgehen. Man kann sie vermeiden oder akzeptieren. Man kann über sie grübeln oder das dahinterliegende Thema betrachten und lösen. Man kann sich ablenken oder das Gefühl als hilfreichen Hinweis auf eigene Bedürfnisse hin neu bewerten. Gefühle möchten gefühlt werden und fließen dürfen. Heilsam ist es, Gefühle zu erkennen, sie benennen zu können und verantwortlich mit ihnen umzugehen. Verantwortungsbewusst mit den Gefühlen umzugehen bedeutet, mit der Zeit immer schneller und sicherer das Gefühl hinter einer undifferenzierten Empfindung zu erkennen und entsprechend immer sicherer darin zu werden, die auslösenden Impulse zu kennen. Wer weiß, warum sich ein bestimmtes Gefühl wie bemerkbar macht, entdeckt zunehmend Möglichkeiten, das eigene Handeln flexibler zu gestalten. Gefühle nicht fühlen zu wollen, ob unbewusst oder bewusst, erzeugt Druck und Energiestau.

Was passiert, wenn Gefühle unterdrückt werden, veranschaulicht folgendes Gedankenspiel: Versuchen Sie einmal, einen mit Luft gefüllten Ballon unter Wasser zu halten. Dies erfordert immensen Kraftaufwand. Letztlich kann man dem Druck nicht standhalten. Dann schießt der Ball mit voller Wucht nach oben. Gefühle tun das auch. Sie wirken dann übermächtig groß und überflutend.

Abb. 23 Gefühle

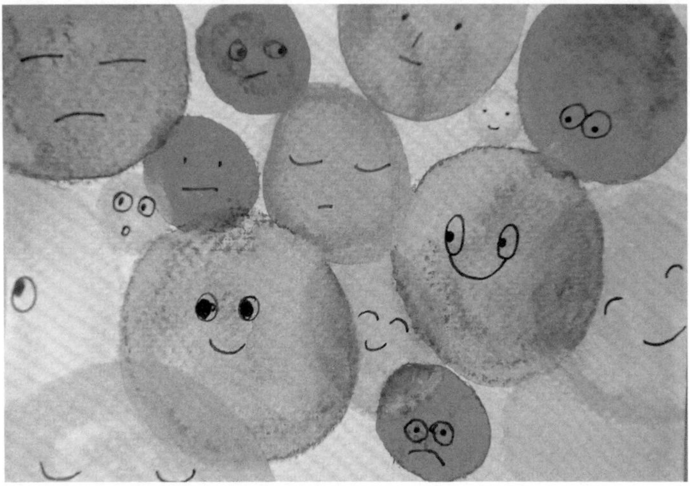

B.7 Bedürfnisse

Ein Anliegen der kunsttherapeutischen Biografiearbeit ist es, dass die Klient:innen lernen, gut für sich und die eigenen Bedürfnisse zu sorgen und Selbstverantwortung zu übernehmen. Deshalb ist es wichtig, die eigenen, unverhandelbaren Bedürfnisse kennenzulernen. Dabei gibt es körperliche Grundbedürfnisse, die sich auf die pure Existenz beziehen, wie Schlafen, Nahrung und Sicherheit, seelische Bedürfnisse wie Freiheit im persönlichen Ausdruck, Identitätsentwicklung und auch kulturelle Bedürfnisse, wie Zugehörigkeit. Unterschiedliche Schulen postulieren unterschiedliche Grundbedürfnisse. Wenn wir uns Bedürfnisse als Gläser vorstellen, sind die Füllungszustände der einzelnen Gläser unterschiedlich niedrig oder hoch. Ist das Glas halb voll oder halb leer? Wie fühlt es sich denn an? Unerfüllte Bedürfnisse lösen unangenehme Gefühle aus – Erfüllte Bedürfnisse lösen Freude aus, in jedem Fall angenehme Gefühle. Demnach ist ein halbvolles Glas nicht relevant. Die Gefühle sind neutral, im Moment unwichtig. Unerfüllte Bedürfnisse können der Motor für Veränderungen sein, wenn man sich traut, hinzusehen, wo etwas fehlt und was es ist.

Um sich die eigenen Bedürfnisse zu verdeutlichen und zu veranschaulichen, helfen Bedürfnislisten und die Gestaltung in Form von gezeichneten Gläsern mit den unterschiedlichen Füllungszuständen in passender Farbe – Zaubergläser… Von was in meinem Leben möchte ich mehr? Möchte ich von manchem auch weniger?

Bedürfnisse können wie Gefühle die Form von Tortenstücken einer Torte haben. Wie erfüllt oder unerfüllt sie sind, lässt sich in der Größe der Stücke darstellen oder neutral in gleichgroßen Tortenstücken. Die Wahl der Farbgebung könnte dann ein Hinweis auf den Erfülltheitszustand geben.

Bedürfnisse dürfen aber auch in ihren Erfüllungszustand, gesetzt als Blumenzwiebeln und Samen auf dem Papier, hineinwachsen. Dafür muss man die Bedürfnisse noch nicht einmal benennen können.

Zeichne eine Blumenzwiebel oder mehrere kleine Samen in der Erde. Lasse daraus etwas Unglaubliches, Wundervolles, Magisches wachsen … Was will werden?

Übernommen aus der Schematherapie ist folgende Liste. Sie zeigt auf der einen Seite jeweils einen Bedürfniskomplex und gegenüberliegend die dazugehörige Schemadomäne mit unangenehmen Seinszuständen, die unangenehme Gefühle auslösen.

Grundbedürfnis	Schemadomäne
Sichere Bindung – Zuwendung – Liebe – Akzeptanz – Stabilität	Verlassenheit – Unzulänglichkeit – Misstrauen
Autonomie – Identität – Kompetenzerfahrung	Abhängigkeit – Verstrickung
Realistische Grenzen – Selbstkontrolle	Unzureichende Selbstkontrolle
Freiheit im Ausdruck eigener Bedürfnisse und Gefühle	Unterwerfung – Dependenz
Spiel – Spaß – Spontanität – Lust	Anspruchshaltung – hohe Standards

Eine weitere Liste von grundlegenden Bedürfnissen aller Menschen bietet Marshall Rosenberg in seinem von ihm entwickelten Handlungskonzept der Gewaltfreien Kommunikation an. In Anlehnung an seine Aufstellung sind folgende Bedürfnisfelder gelistet:

- das Nähren der physischen Bedürfnisse
- Werte und Wünsche wählen und Pläne für deren Erfüllung entwickeln
- das Leben feiern – Verluste betrauern
- Sinn und Wahrhaftigkeit
- Nähe und Zugehörigkeit
- Spielen und Freude erleben
- Spiritualität und Ästhetik

B.8 Werte

Nach seinen inneren Werten zu leben bedeutet, einen Kompass in der Hand zu halten, der es ermöglicht, auch in Krisen Kurs halten zu können. Gedanken und Gefühle verändern sich ständig, aber die Dinge, die einem wirklich wichtig und wertvoll sind, sind bedeutsam für das Erfahren von Sinnhaftigkeit im Leben. In Krisen geht manchmal der Lebenssinn scheinbar verloren. Ein erster Schritt ist es, sich die eigenen Werte wieder bewusst zu machen und sie gegebenenfalls auch zu reflektieren und wieder neu zu definieren. Doch auch ohne Krise sind Werte wichtig. Alltag basiert auf Werten, die uns meistens erst dann bewusst werden, wenn sie verletzt werden. Freundschaft, Gerechtigkeit oder Fairness sind häufig solche Werte. Die bewusste Ausrichtung des eigenen Handelns nach den eigenen, wichtigsten Werten, schenkt Halt und Sicherheit. Dem Werteglück, wie es die Positive Psychologie nennt, hat bereits Aristoteles in der griechischen Antike seine Aufmerksamkeit geschenkt. Nicht durch Sorgenfreiheit und Annehmlichkeiten stellt sich Erfüllung ein, sondern durch ein wertvolles und damit sinnvolles Leben. Auch Viktor Frankl, der Begründer der Logotherapie und KZ-Überlebender, widmete sich in seiner Arbeit zentral dem Lebenssinn und der Frage, wie man Ängste und

Selbstschutzstrategien überwindet, indem man das Leben nach Werten ausrichtet. Er beschäftigte sich auch mit Suizidprävention. Der Satz: *Wer ein Warum zum Leben hat, erträgt fast jedes Wie* von Friedrich Nietzsche diente ihm, wie auch der Schriftstellerin Ingeborg Bachmann, als Lebensgrundsatz. Das bedeutet, dass Werteglück nicht zwangsläufig mit angenehmen Gefühlen verbunden sein muss, sondern besagt, dass es Menschen wichtig ist, etwas tun zu können, was sie als wert- und sinnvoll erachten. Demnach lohnt es sich, die eigenen Werte zu erforschen. Vielleicht gibt es Werte, die im Widerspruch zueinander stehen. Das sorgt für Verwirrung, Unzufriedenheit und Stress. Vielleicht entdeckt man bei der Werteexpedition aber auch, dass der benannte Wert gar kein Wert ist, sondern ein unerfülltes Bedürfnis oder ein Gefühl – Freiheit oder Freude sind beispielsweise Begriffe, die zu einer genaueren Betrachtung und individueller Definition einladen.

Klarheit ist ein Wert. Er beinhaltet beispielsweise, einen Fokus zu setzen, Bedeutsamkeit einer Sache, Einfachheit oder auch Selbstsicherheit und Selbstwirksamkeit, Ehrlichkeit oder Weisheit. Auch Dankbarkeit ist ein Wert.

Finde deine drei wichtigsten Werte und schreibe dazu, was der jeweilige Wert für dich beinhaltet, oder gestalte eine Collage.

Abb. 24 Dankbarkeit

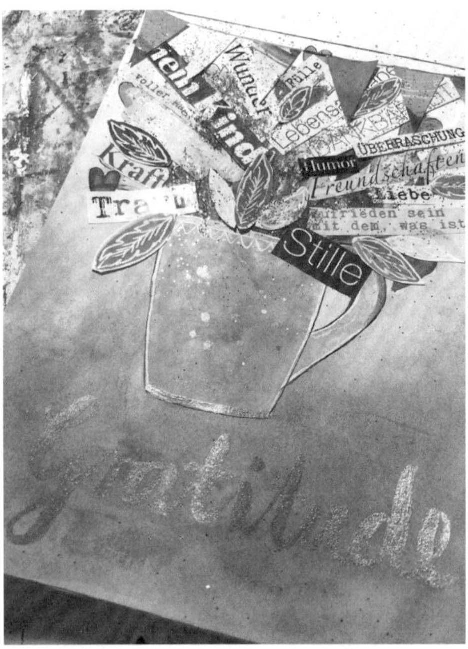

Weitere Werte zur Inspiration: Dankbarkeit, Wahrheit, Individualität, Authentizität, Sanftmut, Achtsamkeit, Mut, Gelassenheit, Kreativität, Humor, Schönheit, Mitgefühl, Loyalität, Bildung, Klugheit, Hilfsbereitschaft, Bescheidenheit, Großzügigkeit, Reichtum, Liebe, Demokratie, Entschlossenheit...

Ikigai

Ikigai ist ein japanisches Wort und bedeutet wörtlich übersetzt Lebenssinn (iki = Leben; gai = Sinn). Es gibt keine exakte deutsche Entsprechung für dieses Wort. Gemeint ist damit in etwa der Grund, wofür man morgens aufsteht oder was dem Leben Sinn gibt. Der Begriff findet hier Platz, weil es in unserem westlichen Leben häufig darum geht, mit dem persönlichen Wertesystem erfolgreich sowie ein beliebter und vielleicht sogar einflussreicher Mensch zu sein. Dies möchten wir auch gerne von außen bestätigt wissen. Ikigai ist eine Art Lebensphilosophie mit großer Demut vor den kleinen Dingen, bei der es zwar bedeutsam ist, warum man etwas bestimmtes tut, nicht aber, ob man damit erfolgreich ist. Gleichzeitig schließt Ikigai Erfolg nicht aus. Das Prinzip beschreibt mehr den Zusammenhang zwischen einem tiefen Gefühl von Freude und den selbst gewählten Aufgaben und Zielen. Der japanische Neurowissenschaftler Ken Mogi beschreibt, dass Ikigai auf fünf Grundsätzen basiert, die sich nicht ausschließen, aber auch nicht alles umfassen. Es geht darum, klein anzufangen, das Loslassen zu lernen, Harmonie und Nachhaltigkeit zu leben, die Freude an kleinen Dingen zu entdecken und präsent im Moment zu sein. Ikigai wird manchmal auch als Daseinsbegeisterung, Erfüllung oder Entfaltungsprozess des angeborenen Potenzials bezeichnet. Immer ist aber die Wertschätzung der Einzigartigkeit jeder Person mit ihrer Individualität, Sensibilität und ihrem Wertesystem angesprochen. Man darf und soll man selbst sein. Ausgedrückt wird das auch in der japanischen Redensart *jūnin toiro: Zehn verschiedene Farben für zehn verschiedene Menschen*. Ikigai ist nicht statisch und so ist es auch nicht relevant, alle folgenden Fragen schnell und einfach beantworten zu können. Die Fragen helfen dabei, eine Idee vom eigenen Ikigai zu bekommen. Japaner haben zudem auch nicht den Anspruch, ihr Ikigai perfekt und umfassend zu kennen.

Was liebst du, zu tun? Was begeistert dich? Wann fühlst du dich zutiefst lebendig?
Was kannst du? Worin bist du gut? Was sind deine Talente?
Welchen Beitrag möchtest du in der Welt leisten? Wie kannst du Menschen oder Tiere unterstützen?
Was kannst du geben? Was braucht die Welt von dir?

Auf der Suche nach dem Glück sind alle Menschen, in allen Kulturen, weltweit. Damit verbunden ist immer auch die Frage wie Menschen glücklich leben können. Glück wird erforscht und die Forschung belegt, dass man Glück lernen kann. Es gibt sogar das Schulfach Glück, sowie Sammlungen von Glücksgefühlsworten, beispielsweise das Happy Words Project von Tom Lomas oder der Atlas of Happiness von Megan Hayes. Der World Happiness Report und der Happy Planet Index veröffentlichen jedes Jahr ein Ranking der glücklichsten Länder der Welt und ermitteln die Lebenszufriedenheit der Bewohner und, an welchen Faktoren diese abzulesen ist. Das sind Werte wie Freiheit oder Zugehörigkeit und auch Faktoren wie Wohlstand und der ökologische Fußabdruck.

Angst zu haben verhalf unseren Vorfahren, zu überleben. Zunehmend beschäftigen sich Neurowissenschaftler und Neuropsychologen damit, wie es gelingt, das Herz und das Gehirn für Resilienz zu öffnen, die Aufmerksamkeit auf Wohlbefinden auszurichten und das Glücksempfinden zu erhöhen. Sich allein mit Glück zu beschäftigen macht zwar nicht direkt glücklich. Doch es vermittelt sicher Ideen, wie das persönliche Wohlbefinden gesteigert werden kann.

- *Ikigai* ist ein Glücksgefühlswort. Es gibt unzählige weitere. Worte haben die Kraft, angenehme Gefühle zu schenken.
- *Serendipity* (englisch) ist eine glückliche Fügung. Zufälliges erweist sich als großer Glücksfall.
- *Lagom* (schwedisch) beschreibt den Zustand, dass alles genau so richtig ist, wie es ist.
- *Ubuntu* (Bantu, südafrikanisch) ist ein Lebenskonzept von Fürsorglichkeit und Mitgefühl im Kontakt mit anderen Menschen.

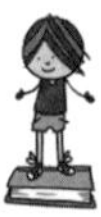

Schreibe das Wort GLÜCK in einen Kreis. Gestalte den Kreis innen mit Farben. In die Fläche außerhalb schreibe Worte, die du persönlich mit dem Wort GLÜCK in Verbindung bringst.

Freude

Traurigsein ist wohl etwas Natürliches. Es ist ein Atemholen zur Freude.
(Paula Modersohn-Becker)

Was ist Freude? Freude ist ein Gefühl – Lebensfreude zu erfahren ein Bedürfnis. Freude als Wert ist ein hochgesetztes Ziel, denn Leben bedeutet immer auch, negative Erfahrungen zu machen, enttäuscht zu werden, Verluste verschmerzen zu müssen und mit Menschen und Geschehnissen konfrontiert zu sein, auf die wir keinen Einfluss haben. Etwa viermal stärker als positive Erfahrungen wiegen schmerzliche, beängstigende Erfahrungen. Das ist evolutionsbedingt, wie oben beschrieben. Es war für das Überleben viel wichtiger, Bedrohung sofort erkennen zu können als Schönes wahrzunehmen. Deshalb sucht das Gehirn ständig das Umfeld nach Störfaktoren und Missständen ab. Wer die Angst nicht kennt, weiß auch nicht was Mut ist, wer nichts von Traurigkeit weiß, kann auch die Bedeutung von

Glück nicht erfassen. Dunkelheit und Glück gehören zum Leben. Dass Glück erlernt werden kann und weder das Schicksal noch materielle Faktoren für persönliches Glück zuständig sind, beweisen die deutlichen Forschungsergebnisse der Positiven Psychologie. Bedeutsam für das persönliche Glück sind Beziehungen zu anderen Menschen und bewusste Dankbarkeit für die kleinen (und großen) Glücksmomente im Alltag.

Freude ist Leichtigkeit gleich einem Tanz. Freude ist einfach, erfüllt, leise, zärtlich, sanft – gleich einem Sonnenstrahl, wie eine Meeresbrise, der Duft von Meer und Wellen – bunte Kieselsteine, Sanddünen – leuchtende Zitronen, Orangenblüten – Lavendelduft – Lavendelfeld – Freude ist der Diamantregen nach der Sonnenfinsternis – Kinderlachen – das Glucksen eines Babys – Freude ist Sinnlichkeit – der Anblick eines Schwanenpaares auf dem See, eine Kugel Vanilleeis …

Welche kleinen Dinge machen dir große Freude?

Die Designerin Ingrid Fetell Lee erforschte die Ästhetik der Freude. Sie machte nicht nur die Erfahrung, dass auch materielle Gegenstände das immaterielle Gefühl der Freude hervorrufen, sondern auch, dass Freude in der Gegenständlichkeit um uns herum ganz klar existiert. Damit ist es möglich, auch die persönliche Umgebung bewusst so zu gestalten, dass sie Glücksgefühle auslöst. In ihrem Buch *Joyful* beschreibt sie zehn Elemente, die materiell erfahrbar sind und jeweils bestimmte Merkmale vereinen. Sie nennt die Elemente *Energie, Fülle, Freiheit, Harmonie, Spiel, Überraschung, Erhabenheit, Magie, Festlichkeit* und *Erneuerung* und beschreibt ausführlich deren Ausdruck in Formen, Farben und Ästhetik. So ordnet sie beispielsweise Kreise und Kugeln dem Spiel zu, Glitzern und Funkeln der Festlichkeit oder kräftige Farben und strahlendes Licht der Energie. Der praktische Nutzen für kunsttherapeutische Biografiearbeit liegt in den Elementen selbst:

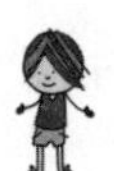

Male und gestalte die abstrakten Begrifflichkeiten Energie, Fülle, Freiheit, Harmonie, Spiel, Überraschung, Erhabenheit, Magie, Festlichkeit und Erneuerung. Erfühle, ob sie tatsächlich Freude auslösen, Erinnerungen an Schönes bewusst machen und in der Gruppe, ob Ähnlichkeiten in den Gestaltungen erkennbar sind.

Freude-Bücher

Freude-Bücher können ganz unterschiedlich gestaltet werden. Sie beinhalten freudvolle Erinnerungen und Momente-Sammlungen der Gegenwart. Sie können Listen mit Musiktiteln enthalten, Sommer-Sonne-gute-Laune-Songs und Kaminfeuerlieder, Liedtexte und Gedichte, genauso wie Bilder von und Texte über Wohlfühlorte, Fotos oder Zeichnungen von Lieblingsmenschen, Komplimente, die man bekommen hat, Inspirationen, Bücherlisten mit den wichtigsten, persönlich bedeutsamen Botschaften... Und natürlich gibt es auch Freude-Bücher, die wie oben beschrieben Ästhetik einsammeln. Was entdecken die Augen in der Umgebung, was Freude oder eine Ahnung von Freude auslöst? Gemalt, gestaltet, gezeichnet, geklebt, gefunden in Zeitschriften oder in der Bilderkiste.

B.9 Dem gesunden Erwachsenen und dem glücklichen Kind die volle Aufmerksamkeit schenken

Malen, Bauen, Sammeln, Spielen, Experimentieren und Ausprobieren sind geliebte Tätigkeiten aller Kinder. Freude, Spaß und Leichtigkeit sind Gefühle eines glücklichen Kindes. Die verspielten, humorvollen, lustigen und lustvollen, emotionalen Seiten eines Menschen bezeichnet die Schematherapie als Kind-Modus. Das glückliche Kind bestaunt die Wunder und die Magie dieser Welt. Es ist voller Entdeckerfreude, Energie und Unbeschwertheit. Keine Kindheit ist jedoch völlig unbeschwert. Eltern müssen nach D. Winnicott auch lediglich *hinreichend gut* in der Erfüllung der kindlichen Bedürfnisse sein. Doch selbst wenn das Kind die besten Voraussetzungen für ein gelingendes Leben hat, gibt es noch zahlreiche andere, biografisch bedeutsame Einflüsse in Kindheit und Jugend. Deshalb beinhaltet der Kindmodus auch weitere, belastende Emotionen. Befinden wir uns als Erwachsene im Kind-Modus können wir uns schwer kontrollieren und regulieren. Handelt es sich um zu intensive Gefühlszustände von Angst, Scham und Verlassenheit (verletzte Kindmodi) oder Impulsivität, Trotz und Wut (wütende und verwöhnte Kindmodi), begegnen wir unserem unglücklichen Kind-Modus. Das Ausmaß der Emotionen wirkt dann übertrieben und der Situation entsprechend nicht angemessen. Auslösende Faktoren sind häufig Überforderung, Kritik oder Zurückweisung. Dann genauer hinzuschauen, um die auslösenden Faktoren früher zu erkennen und schneller die Gefühle gezielt regulieren zu können, ist die Aufgabe eines verantwortungsvollen Erwachsenen.

Für alle Veränderungen und Ziele, die angegangen werden wollen und müssen, braucht es den realistischen, gesunden Erwachsenenmodus. Bei manchen ist er stark, bei manchen weniger ausgeprägt, aber immer auch da. Seine Aufgabe ist es, sich Überblick zu verschaffen und zu behalten, Zartes und Verletztes zu umsorgen, zu versorgen und wenn nötig auch klare Grenzen zu setzen. Er ist die wohlwollende, mitfühlende Seite jedes Menschen. Dabei bleibt er realistisch. Nicht immer können alle Bedürfnisse und Forderungen erfüllt werden. Auch ist es nicht immer einfach, die eigenen Bedürfnisse und die anderer Menschen im richtigen Maß auszubalancieren. Menschlichkeit bedeutet immer auch Verletzlichkeit. Es gibt bessere und schlechtere Zeiten im Leben. Dem gesunden Erwachsenen ist auch bewusst, dass weder Strafen durch Abwertung und übertriebene Kritik noch die Forderung von Disziplin und Leistung hilfreiche Instrumente aktiver Selbstfürsorge sind. Im Bewusstsein seiner Möglichkeiten und Grenzen wählt er, was wirklich wichtig ist.

Diese beiden gesunden und freudvollen Seiten, die jeder Mensch in sich trägt, zu stärken und auch herauszufordern, ist ein Anliegen von Kunsttherapie und Biografiearbeit. Schematherapeutisches Hintergrundwissen erleichtert die Übersetzung von kunsttherapeutischen Symbolisierungsprozessen in eine Sprache, die sowohl von Patient:innen, wie auch anderen Berufsgruppen leicht verstanden werden kann, da Schematherapie selbst Emotionen, Kognitionen und Bewältigungsstrategien den verschiedenen Modi zuordnet. Das erlebniszentrierte Gestalten selbst fördert den Kindmodus und damit den Ausdruck und die Akzeptanz aller Emotionen. Das biografische Reflektieren mit ressourcen- und prozessorientierter Fokussetzung unterstützt den gesunden Erwachsenenmodus und damit immer auch Selbstbestimmung, Urheberschaft und die Fähigkeit zur Selbstregulation.

Alle Modi lassen sich kreativ als Akteure auf und hinter verschiedensten Bühnen darstellen. In der schematherapeutischen Psychotherapie wird häufig mit verschiedenen Stühlen und vom Therapeuten über Emotionsbrücken oder -wippen individuell begleiteten Imaginationen gearbeitet. Emotionsbrücken führen vom emotionalen Erleben der Gegenwart in die emotional aufgeladenen, real erlebten Situationen der Kindheit. Therapeut:innen sollten bei diesen Interventionen wirklich wissen und möglichst selbst erfahren haben, dass große Schmerzen damit ausgelöst werden können. Selbstverständlich ist damit auch die Bearbeitung der Schmerzthematik möglich. Kunsttherapeutische Biografiearbeit beschränkt sich eher auf wenig bedrohliche, friedfertige und wohlwollende innere Anteile. Im Umkehrschluss bedeutet das jedoch nicht, dass Kunsttherapie nicht auch mit bedrohlichen Anteilen umgehen kann. Trotz aller Verspieltheit soll an dieser Stelle erneut auf die Brisanz und Tiefe des thematischen Inhalts hingewiesen werden. Oder um es mit den Worten des französischen Meeresforschers Jaques-Yves Cousteau zu sagen: *Spielen ist eine Tätigkeit, die man gar nicht ernst genug nehmen kann.*

Es gibt verschiedene therapeutische Ansätze, die mit inneren (Selbst-)Anteilen arbeiten. Neben der Schematherapie seien hier beispielhaft auch die Ego-State-Therapie (Helen H. Watkins & John Watkins), die Transaktionsanalyse (Eric Berne) und die Systemische Therapie mit der inneren Familie (IFS) genannt.

Um innere Anteile darzustellen, bietet die Kunsttherapie vielfache Möglichkeiten. Sie können skizziert, gemalt oder ausgestaltet werden, beispielsweise als Handpuppen oder Figurinen. Einfacher ist die Auswahl aus einem Fundus an Knöpfen oder Halbedelsteinen oder auch aus einem bunten Sammelsurium, bestehend aus kleinen Figuren (Playmobil®), Püppchen, Spieltieren (Schleich®) und Naturmaterialien. Ganzen Inneren Systemen und Teams kann Raum und Struktur gegeben und durch die Beweglichkeit der Elemente Lösung von festgefahrenen Mustern angeboten werden.

Für die kunsttherapeutische Biografiearbeit bietet sich die Schöpfung verschiedener Wesenheiten (immer m/w/d) an:

- Das glückliche Kind gibt die Erlaubnis, zu entspannen und Freude am Leben zu haben. Es fordert zum Lachen und Spaß-Haben auf.
- Der wohlwollende Begleiter: Er symbolisiert die anerkennenden, zuversichtlichen und akzeptierenden Anteile einer Person.
- Der Beobachter steht für Neutralität und Gewahrsein. Beobachten bedeutet, innerlich einen Schritt zurückzutreten oder etwas von einer höheren Warte aus zu betrachten. Es bedeutet nicht, aus sich selbst herauszutreten und zu dissoziieren, sondern in sich selbst verwurzelt, mit seinem Körper verbunden zu bleiben. Der Beobachter wertet nicht. Er urteilt nicht. Er akzeptiert, was gerade ist.
- Die innere Weisheit – Sie kann man sich sehr gut als alten Mann oder als alte Frau vorstellen. Manchmal hat sie auch eine andere Gestalt. Sie weiß und versteht. Meistens hat sie einen Rat oder eine gute Idee für die zu bewältigende Herausforderung.
- Das Schutzwesen begleitet und umhüllt, wärmt und zeigt sich voller Liebe und Mitgefühl.

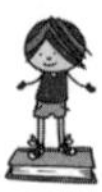

Gestalte eine Bildergalerie deines inneren Teams in unterschiedlichen Rahmen.

Wenn der Innere Kritiker und der Innere Antreiber nicht zu bedrohlich sind, können auch diese Anteile Form und Gestalt annehmen, vielleicht sogar einen Namen bekommen. Dann fällt es oft leichter, sich gegenüber diesen nörgelnden, selbstkritischen und stressenden Stimmen zu behaupten – und Verhandeln wird möglich.

Was würdest du deinem sieben Jahre alten Ich gerne sagen? Womit hast du dich als Kind, wenn du allein warst, ganz selbstständig beschäftigt?

Bestandsaufnahme – Hier & Jetzt

Zeitschriftenbilder, alte Kalender und sonstiges Bildmaterial, Fotos, Zeichnungen, Illustrationen ohne Schrift, bilden die Grundlage für eine Collage mit dem Ziel der Selbstaktualisierung. Die folgende Methode wurde in unterschiedlichsten Zusammenhängen erprobt und durch verschiedene Impulse weiterentwickelt. Sie wurde bisher von allen Klient:innen positiv angenommen und entfaltete ihre Wirkung. Sie hat noch nie zu negativen Gefühlszuständen geführt.

Zunächst wird ein Hintergrundbild aus stabilerem Papier gewählt. Meist eignen sich Kalenderblätter gut. Das Format darf die Größe DIN A4 nicht überschreiten, gegebenenfalls muss ein Bildausschnitt gewählt werden. Als nächstes wird eine (Bild-)Person gewählt, die stellvertretend für die eigene Person steht. Anschließend werden vom Gestaltenden drei bis fünf weitere Bilder gewählt, die ansprechen und gefallen. Die ausgesuchten Bilder werden nun detailliert ausgeschnitten und neu, gleichsam einem surrealen Traumbild zusammengefügt. Ist die so entstandene Collage fertig, wird sie, mit einer Laminierfolie versehen, durch ein Laminiergerät geschoben – eine feste Karte entsteht. Dieser Vorgang fügt alle Elemente zu einem neuen Ganzen zusammen. Durch die Laminierfolie entsteht außerdem ein Glanz, der Wertigkeit und Wichtigkeit vermittelt. In einem nächsten Schritt erzählt der Schöpfer / die Schöpferin von der Person auf der Collage in der dritten Person. Aus einer sicheren Distanz zur eigenen Person bekommt das Bild eine Geschichte und die Einzelelemente Bedeutung und Aussagekraft. Anschließend gibt der Zuhörende die Geschichte möglichst genau wieder. Als besonders wertschätzend wird erlebt, wenn die Geschichte zusätzlich aufgeschrieben wird. Sich beim Zuhören Notizen zu machen ist erlaubt.

Das Bild stellt eine Momentaufnahme der persönlichen Situation auf eine andere Weise dar. In einer Krise ist der Blick auf das eigene Leben durch die Herausforderung belastet und eingeengt. Durch die symbolhafte Auswahl ästhetisch ansprechender Bilder, scheint der Mensch sich unbewusst solche Bilder zu wählen, die Stärken und Ressourcen aufzeigen, die immer auch da sind. Plötzlich sind sie wieder greifbar, denn sie waren nie ganz verschwunden. Mit dieser Karte kann, besonders in der Biografiearbeit, vielfältig weitergearbeitet werden. Es können Texte entstehen, kleine Geschichten, und es eignen sich nahezu alle Methoden des Kreativen Schreibens. Folgekarten möchten entstehen. In der Kunsttherapie reicht oft diese eine Karte. Sie wird Ausgangspunkt des weiteren Therapieprozesses. Bei jeder erneuten Betrachtung entwickelt sich fortlaufend die ganze Kraft der individuellen Symbolik.

Mit der Art des methodischen Vorgehen kann man spielen. Modi-Karten können auf diese Weise entstehen, aber auch Ressourcen-Teams aus Bildelementen, beispielsweise mit der Vorgabe Bilder zum Thema Kraft, Energie, Leichtigkeit oder Mut. Die Themenauswahl ist groß und kann sich gerade im Rahmen von Biografiearbeit auch einfach auf den Dreiklang *Was war – Was ist – Was werden wird* beziehen.

Abb. 25 Moduskarte Glückliches Kind

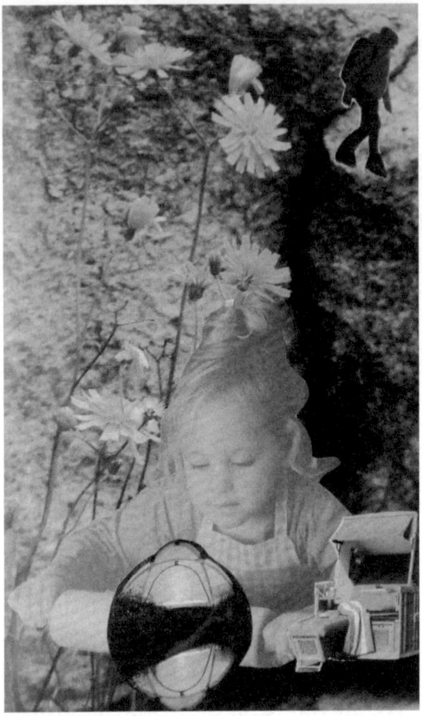

Abb. 26 Sanftmut

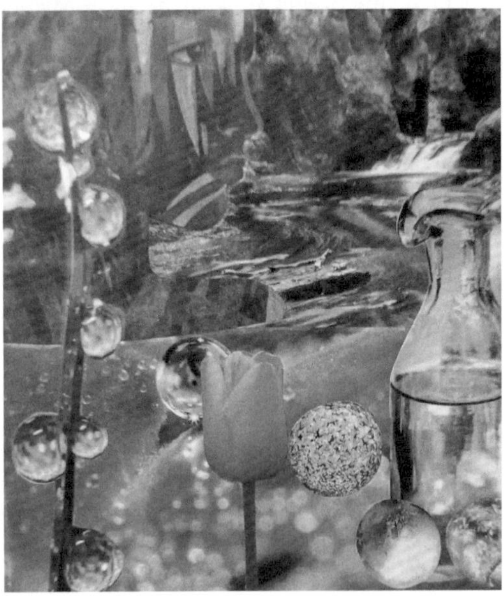

B.10 Das Leben in Farben leben

Ein Regenbogen entsteht, wenn Licht auf einen Wassertropfen trifft und gebrochen wird, also in unterschiedlichen Winkeln reflektiert wird. Farbe ist Licht, Schwingung und Energie. Viele verschiedene Disziplinen und Wissenschaftsrichtungen beschäftigen sich mit Farbe: Kunst, Design, Architektur, Physik und Mathematik. Jeder Farbe wird in der Farbpsychologie ein breites Spektrum von Wirkungen und Bedeutungen zugeordnet. Sie lenken die Aufmerksamkeit und lösen unterschiedliche Gefühle aus. Damit beeinflussen Farben Entscheidungen und werden gezielt in Werbung und Marketing genutzt. Auch in der Kleidungswahl, der Farbgestaltung einer Wohnung oder beim Erschaffen eines Kunstwerks, immer dann, wenn es um den persönlichen Ausdruck geht, setzen wir Farben bewusst oder unbewusst unseren Vorlieben entsprechend ein. Farben haben historische, kulturelle und individuelle Bedeutung. Es macht einen großen Unterschied, ob man in seinen Lieblingsfarben malt oder mit den Farben, die man vermeintlich als *richtig* erachtet.

Farben lösen Assoziationen aus, die mit Gefühlen verbunden sind: ein türkisfarbener Swimmingpool – Erfrischung; ein knallrotes Kleid – Weiblichkeit; ein orangefarbener Hut – Lebensfreude.

Kalte Farben, die dem blauen Farbspektrum entsprechen, werden eher mit Frieden, Vertrauen und Klarheit assoziiert und warme Farben, die dem roten Spektrum entsprechen, eher mit Aktivität, Vitalität und Energie.

Was ist deine Lieblingsfarbe? – Finde mindestens zwölf Farbnuancen deiner Lieblingsfarbe. Zum Beispiel Blau: Kobaltblau und Koboldblau, Ozeanblau, Sehnsuchtsblau, Meerwehblau, Zwischenmeerundhimmelblau, Kolibriblau, …

Die Farben deines Lebens – In der Mitte der unkaputtbare Kern – Deine Farben in Kreisen von innen nach außen. – Was erzählt diese persönliche Farbpalette über dich? Du kannst diese Kreise auch wie eine Blume malen. Zusätzlich können Worte oder Überschriften aus Zeitschriften ausgeschnitten und aufgeklebt werden.

Das Leben besteht aus verschiedenen Bereichen. Wackelt oder kracht es in einem Bereich, ist es gut, sich darüber klarzuwerden, dass es auch noch andere Bereiche gibt, die bestimmt ganz in Ordnung sind. Manche brauchen möglicherweise frischen Wind, andere wurden zu wenig beachtet, wieder anderen bringen wir nicht genügend Wertschätzung entgegen, weil sie so vertraut sind. Die Tendenz, zu sehen, was gerade nicht stimmt, entspricht der menschlichen Entwicklungsgeschichte. Sich das immer wieder zu verdeutlichen und die Perspektive bewusst zu ändern, hilft, den Fokus anders zu setzen und den Blick für Selbstfreundlichkeit und Gelingen zu schärfen. Das menschliche Gehirn ist in der Lage, sich lebenslang zu verändern und weiterzuentwickeln. Der Fachbegriff hierfür ist Neuroplastizität. Wichtige Lebensbereiche sind beispielsweise Selbstfürsorge, Partnerschaft, Freundeskreis, Familie, Beruf, Freizeit, Naturerfahrung, Entspannung, Ernährung, Gesundheit, Finanzen, Spiritualität und Sinn, Wohnen, Werte wie Dankbarkeit oder Freiheit, Kreativität, Engagement, Reisen und andere.

Wähle acht verschiedene Lebensbereiche aus, die dir wichtig sind und ordne jedem Bereich eine Farbe zu. Zeichne nun einen Kreis. Fülle den Kreis mit den verschiedenen Farben, beginnend mit einer Linie, die außerhalb des Kreises startet. Lass die Linie im Kreis zur Fläche werden.
Wie viel Raum nimmt welche Farbe ein? Hast du vielleicht sogar eine Farbe vergessen? Was erzählt das Bild über dein aktuelles Leben? Welcher Bereich nimmt viel Raum ein, welcher wenig? Ist das stimmig so? Möchtest du etwas ändern?
Lege ein Transparentpapier auf oder zeichne einen weiteren Kreis, wie du in Zukunft deine gewählten Lebensbereiche erfüllt sehen möchtest. Überlege, mit welchen Strategien du die verschiedenen Lebensbereiche füllen möchtest.

Abb. 27 Farbenrad

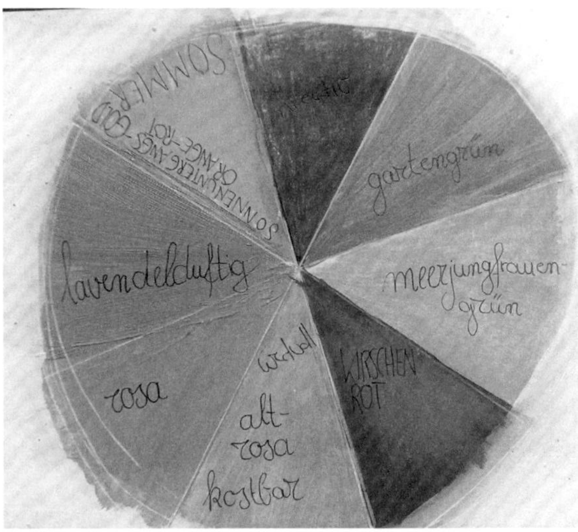

Gestalte dein persönliches Farbenrad.
Finde heraus, welche Farben du liebst und male …

B.11 Auf dem Weg sein – Reisen auf dem Papier

Das eigene Leben immer mehr so zu gestalten, wie man es sich wünscht, erfordert, sich die Erlaubnis zu geben, Neues auszuprobieren und finden zu dürfen, was dem Selbst entspricht. Erwachsene Menschen sind schon länger unterwegs und haben sich auf unterschiedlichen Wegen über hohe Berge, Tiefen und Untiefen durch ihr Leben bewegt. Jede Lebensreise ist einzigartig und besteht aus unzähligen Erfahrungen, die dem inneren Wachstum dienen. Jeder Mensch hat unterschiedliche Voraussetzungen für ein gelingendes Leben. In der Verhaltenstherapie wird zur Erklärung der Entstehung psychischer Erkrankungen das Stress-Vulnerabilitäts-Modell verwendet. Vulnerabilität lässt sich als Verwundbarkeit übersetzen. Ob ein Mensch leicht seelisch verletzt werden kann (hohe Vulnerabilität) oder eher weniger (geringe Vulnerabilität), ist angeboren oder wurde in seiner Entwicklung durch schmerzhafte Erlebnisse oder problematische Lebenserfahrungen erlernt. Die Verwundbarkeit ist bei jedem Menschen individuell. Hinzu kommen Belastungen und Stress in unterschiedlichem Ausmaß, die das Leben im Allgemeinen bereithält. Angelehnt an das Modell von Glasenapp (2013) lässt sich das Stress-Vulnerabilitäts-Modell metaphorisch mit einem Segelboot, eine Psychotherapie mit einer Reise zu verschiedenen, therapierelevanten Inseln vergleichen. Auch in der Biografiearbeit wird das Leben oft als Lebensreise, Lebensweg oder Wanderung dargestellt. Der Held oder die Heldin hört immer wieder den Ruf des Unbekannten. Entwicklung verläuft dabei niemals geradlinig, sondern spiralförmig nach oben. Hierzu passt das Bild eines Berges. Der Weg zum Gipfel beginnt an der Basis, dem Grund, und führt von dort aus immer rundherum weiter nach oben. Nach jeder Umdrehung erreicht man eine höhere Ebene. Individuelle Themen und Muster zeigen sich immer wieder, was leicht den Eindruck vermittelt, man löse niemals seine kritischen Themen. Doch das stimmt nicht. Ist man wieder mit dem gleichen Thema konfrontiert, befindet man sich bereits eine Ebene weiter auf dem Weg. Abkürzungen für Entwicklungssprünge und schnelle Lösungen gibt es leider nicht. Die Erfahrungen des vorherigen Weges sind bereits im Rucksack verstaut und mit dabei.

Ein weiteres schönes Bild für Entwicklung ist das Labyrinth, nicht zu verwechseln mit einem Irrgarten. In einem Irrgarten kann man sich verlaufen und landet in Sackgassen. Auch wenn sich Leben manchmal wie eine Sackgasse anfühlt, befindet man sich auf seinem ureigenen, einzigartigem Weg. Das Labyrinth wird häufig als Metapher für den inneren Entwicklungsweg eines Menschen verwendet. Das Labyrinth hat nur einen klaren Weg, der sich stetig fortsetzt. Man kann sich auf dem Weg nicht verlieren und nicht verlaufen. Dieser ist jedoch ebenfalls nicht geradlinig. Manchmal scheint es so, als sei man bereits kurz vor dem Ziel, dann kommt auf dem Weg eine Wendung und der Weg führt einen weit weg von der Mitte. Man befindet sich plötzlich wieder im äußeren Umlauf. Über Labyrinthe wurde bereits viel geschrieben und es lassen sich viele Anleitungen finden, selbst eines zu gestalten, einzeln oder in einer Gruppe, auf kleinem Format oder draußen in der Natur. Es eignet sich natürlich wunderbar als Thematik innerhalb von Kunsttherapie und Biografiearbeit. Es empfiehlt sich, sich mit der Geschichte, Bedeutung und dem Sinn von Labyrinthen vertraut zu machen, wenn man damit arbeiten möchte. Den Weg mit unterschiedlichsten Materialien zu schmücken und auszugestalten macht große Freude. Auch die Spirale eignet sich als einfache Form zur Darstellung eines Lebensabschnittes. Linksdrehend als einrollende und rechtsdrehend als aufdrehende Form, steht sie symbolisch für Lebensrhythmik, für Introversion und Extraversion. Die Spirale ist die Form der Veränderung und des Wandels der Zeiten. Jede Welle des Ozeans, jeder Windwirbel, auch jedes Pflanzenwachstum geschieht in spiralförmigen Bewegungen. Am eindrucksvollsten sieht man dies an einem Farnblatt. Klassische und umfassende Werke zur Bedeutung von Farben, Formen und Raumbildern verfasste die Psychoanalytikerin nach C.G. Jung und Theologin Prof. Ingrid Riedel. Aus der anthroposophischen Biografiearbeit, die von allgemeinen Gesetzmäßigkeiten, unter anderem von rhythmischen Abläufen in Sieben-Jahresschritten ausgeht, stammt folgende zweidimensionale Abbildung. Man kann sie sich dreidimensional, spiralförmig vorstellen. Die Form bietet sich ebenfalls zur Ausgestaltung mit Farbe passend zum individuellen Altersabschnitt an. Künstlerische Methoden und das Nutzen der eigenen Vorstellungskraft ist ein Weg von vielen möglichen Wegen, das Leben zu gestalten. Letztlich geht es immer darum, den eigenen Weg zu finden.

Abb. 28 Lebensspirale

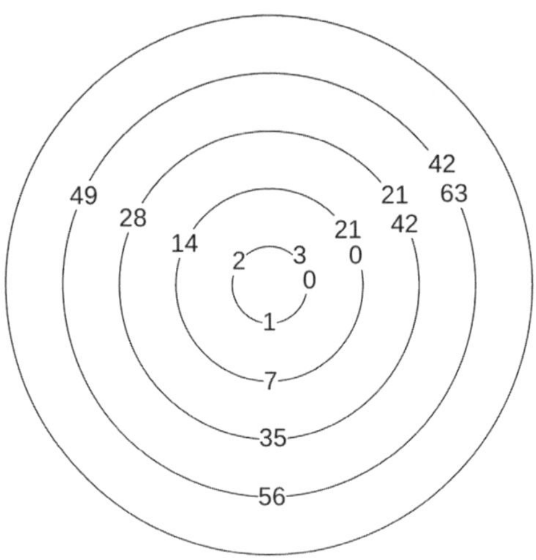

Den eigenen Weg linear und in chronologischer Reihenfolge darzustellen ist die einfachste oder schwierigste Methode der bildnerischen Darstellung des eigenen Lebens. Bei Bereitstellung einer Vielfalt an künstlerischem Material bietet sie größtmögliche Offenheit in der Ausgestaltung. Je nach Klient:in löst das Experimentierfreude und Kreativität oder Hilflosigkeit aus. Als Hilfestellung bietet sich folgende Anleitung an:

> Zeichne eine Linie auf ein Blatt Papier. Trage Ziffern von null bis zu deinem heutigen Lebensalter ein. Markiere und benenne die Wendepunkte deines Lebens. Welche Nachrichten, welche Informationen, welche Ereignisse haben dein Leben deutlich verändert?

Anregend und unterstützend bietet sich ein Papierformat an, das mindestens dreimal so lang ist als seine Höhe. Eine rote Wollschnur, lang genug, lädt ein, auf dem Papier damit zu spielen, ebenso Motivaufkleber. Glitzernde, bunte Klebebildchen wie Sterne, Smileys, Herzen und andere, sprechen wieder direkt die kindlichen Seiten an. Diese sparsam und gezielt für besondere Ereignisse, Orte und Personen zu verwenden, während man sonst mit Farben, Linien und Worten gestaltet, vermitteln Wert und Kostbarkeit.

Verkehrsregelungen und der Wetterbericht

Als Kick-Start in eine Gruppeneinheit oder als allgemeine Stimmungsabfrage zwischendurch eignet sich der Wetterbericht für die aktuelle Wetterlage im Inneren. Benötigt wird eine kleine Karte oder ein weißes Blatt Papier. Wie ist das Wetter heute? Gestaltet wird entsprechend der Wetterkarte eines Meteorologen mit einfachen Wettersymbolen.

Ähnlich funktionieren die Verkehrszeichen: Ampeln mit drei Farben zeigen an, ob die Fahrt frei ist oder ob es eine Pause braucht. Ein Stoppzeichen bedeutet: bis hierhin und nicht weiter. Einbahnstraße – der Weg führt nur in eine Richtung. STAU in orangefarbenen Lettern könnte bedeuten, dass der Kopf voll ist, und der Hinweis auf eine Spielstraße könnte die Freude am Gestalten signalisieren. Verkehrszeichen können den Kontakt untereinander regeln. Humor und Lachen mit eingeschlossen, wenn die Signalbedeutung nicht eindeutig ist.

Die Heldin – Der Held

Die Reise geht los. Wer macht sich auf den Weg? Die Held:in hat drei Attribute dabei. Held:innen haben immer besondere Fähigkeiten und tragen diese symbolisiert als magische und manchmal auch lustige Dinge bei sich. Schlüssel, ein Sack voller Taler und auch Gießkannen wurden schon beobachtet. Manchmal ist es die Pipi Langstrumpf-Kraft, manchmal die goldene Gans. Wem es schwerfällt, sich selbst als Held:in zu betrachten, darf sich an die Held:innen der Kindheit erinnern.

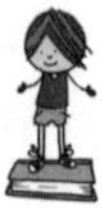

Male deine:n Held:in in der heutigen Komplexität und Vielfalt ihres Lebens – Welche Farben findest du auf dem Portrait? Welche Farben möchtest du dort gerne sehen? Welche Attribute hat sie bei sich?

Und dann startet das Abenteuer. Was ist das Ziel? Ein Triptychon eignet sich als Gestaltungsformat. Immer fügen sich drei Bilder zu einem Ganzen, einer Einheit zusammen. Seinen kunstgeschichtlichen Ursprung hat das Triptychon in den christlichen Flügelaltaren des Mittelaltars. Als Triptychon lässt sich der Weg des Helden darstellen oder die Held:in im Zentrum, als Kind links, als Weisheit im Alter rechts. – Der Weg von links kommend, angelehnt an die heutige Schreibrichtung, über das Jetzt und Hier im Zentrum, fortgesetzt im dritten Bildausschnitt ist ebenso ein möglicher Bildinhalt. Vergangenheit, Gegenwart und Zukunft treffen sich in der Gestaltung im Heute.

Abb. 29 Triptychon

Du hast ein Fernglas bei dir. Was siehst du in der Ferne, wenn du hindurch siehst? Was sollte näher bei dir sein? Was darf sich entfernen?

Behausungen

Was erzählt dein Schlüsselbund über dich?

Woher kommt die Held:in? Was ist ihr Zuhause? Wo wohnt sie? Im Baumhaus? Im Vogelnest? In einer Villa im Park oder im Tipi oder gar in einem Wohnmobil oder auf einer Raumfahrtstation? Unabhängig der realen Herkunft dürfen hier Wohnorte und Behausungen erträumt werden, die von Wohlfühlorten und Sehnsuchtsräumen erzählen, von Absurditäten und damit verbundenen Emotionen und Gedanken. *Ich bin hier und ich bin genauso seltsam wie du,* ist ein bekanntes Zitat der mexikanischen Künstlerin Frida Kahlo. Warum nicht Orte und Dinge erschaffen, die es (noch) gar nicht gibt?

Gestalte dir eine sichere, geheime und kuschelige Höhle, zweidimensional auf dem Papier oder aus unterschiedlichsten Materialien dreidimensional.

Die innere Welt ist wie ein Haus. Es gibt verschiedene Zimmer, den Keller, die Bühne bzw. den Dachboden, das Treppenhaus, das die verschiedenen Ebenen miteinander verbindet. Vielleicht gibt es in dem Haus Dinge, die man nicht mehr braucht, die entrümpelt werden müssten oder Dinge, die man gerne hätte. Es gibt Renovierungsbedarf an der einen oder anderen Stelle. Vielleicht braucht es einen Anbau? Man sollte sich zutrauen, in jedes Zimmer hineinzugehen. Und es gibt Traumhäuser. Das Motiv Haus ist ein bewährtes metaphorisches Bild in der Kunsttherapie als Sinnbild für Schutz und dem Wunsch nach Geborgenheit, als Bild für den Ist-Zustand der aktuellen Lebenssituation und als Symbol für den Körper als *Tempel der Seele.*

Notiere oder zeichne drei Gegenstände aus deiner Wohnung: Etwas, das du sehr magst, etwas, das schon längst hätte entrümpelt werden müssen, etwas, das du gerne in deiner Wohnung hättest. Dann gib diesen Dingen eine Sprache: Wo ist ihr Platz in deinem Wohnraum? Was erzählen diese Sachen über sich selbst? Was erzählen sie über dich?

Du eröffnest einen Laden – Was würdest du verkaufen?

Stell dir eine große Kommode mit vielen Schubladen, kleineren Innenräumen, vor. Für alles in dir gibt es einen gut geschützten Ort in dieser Lebenskommode, für das Zarte in dir, für das Wilde in Dir, für das Grobe, das Fremde in dir und alles, was dir wichtig ist. Jede Schublade ist ein kleiner Raum für sich, mit seinem eigenen Licht, seiner eigenen Farbe – Jeder Raum ist perfekt eingerichtet für das, was er beherbergt. Zu der Kommode hast nur du den Schlüssel. Du allein entscheidest, wann du welches Schubfach öffnen möchtest. Manche Schubladen sollen vielleicht für immer verschlossen bleiben. Wenn du möchtest, kannst du die Kommode in einen imaginären Schutz hüllen. Dieser Schutz beschützt das Innere, damit alles darin gut behütet und geborgen ist.

Ein Schlüsselloch gewährt einen heimlichen Blick in den Raum dahinter. – *Was möchtest du in einem solchen Raum Überraschendes entdecken?* Vielleicht gewährt der Blick durch das Schlüsselloch auch einen Zukunftsblick?

Fortbewegungsmittel

Zurück zur Segelbootmetapher: Das Segelboot braucht einen Kiel, der unterschiedliche Formen und Größen hat. Der Kiel symbolisiert die psychischen, physischen und sozialen Vorbelastungen eines Menschen. Gemeint sind aus biologischer Sicht genetische Faktoren, Besonderheiten des Immun- oder Nervensystems oder des Körpers. Soziale Faktoren, die Belastungen darstellen können, sind die ethnische und kulturelle Herkunft, wie man aufgewachsen ist oder welche Rollen man einnimmt. Welche Art von Unterstützung man vom Umfeld erfährt oder eben nicht hat ebenso Einfluss auf die Stabilität eines Menschen. Individuelle Glaubenssätze und Überzeugungen, genauso wie der persönliche Umgang mit Schmerzen und Stress, und besonders auch die Flexibilität und Vielfalt von Bewältigungsstrategien bilden die psychischen Gründe für die individuelle Verwundbarkeit eines Menschen. Große Verwundbarkeit bedeutet in der Segelbootmetapher einen großen, in die Tiefe ragenden Kiel am Boot zu haben. Nun steuern wir das Boot über die Meere, manchmal mit hohem Wellengang und starkem Gegenwind.

Haben wir gelernt, mit den Segeln zu jonglieren? Sehen wir Untiefen rechtzeitig? Felsen, die unterhalb der Wasseroberfläche liegen, Sandbänke? Die Untiefen sind das Bild für das, was das Leben bereithält. Gibt es ein Fernglas für uns und wie gut funktioniert es? Was bedeutet es, ein gut funktionierendes Fernglas zu haben? Ist es ein Element eines Frühwarnsystems? Vielfach erprobt und immer phantasievoll erarbeitet in Einzel- und Gruppenkunsttherapie, reicht die Vorgabe, ein Boot zu zeichnen mit Kiel und Untiefen sowie der Erklärung, was Kiel und Fels unter Wasser bedeuten. Gemeinsam kann erarbeitet werden, was das Boot braucht. Segel? Einen Motor? Ruder? Wer ist der Kapitän? Gibt es eine Crew? Wer steuert das Schiff? Wer übernimmt wann das Ruder? Wer oder was warnt vor den Untiefen? Gibt es einen Kompass? Für was steht er? Wer oder was sind die Leuchttürme auf der Lebensreise? Was hilft dabei, zu navigieren? Wie ist mein Stil? Fahre ich um Untiefen herum, nehme ich einen anderen Weg oder drehe ich lieber um? Komme ich dann zum Ziel? Hinzukommende, biografische Fragen beschäftigen sich auch mit dem Heimathafen und den Zielorten der Reise. Was lasse ich zurück? Welche Stürme habe ich bereits durchlebt? Was ist das Expeditionsvorhaben? Habe ich in meinem Leben schon neue Horizonte entdeckt? Wo ankere ich gerne? Hat mein Boot oder Schiff einen Namen?

Zentral und entlastend steht inmitten der Überlegungen ein Fakt: Psychische Probleme sind kein persönliches Unvermögen oder gar eine Schuld. Viele belastete Menschen quält dieses Gefühl. Psychische Probleme entstehen aufgrund eines Zusammenspiels unterschiedlichster Stressfaktoren der Außenwelt und Vulnerabilitäten, also Verwundbarkeiten, die sich aus der Biografie heraus entwickelt haben oder mit welchen wir bereits geboren wurden.

Surfst du auf den Wellen oder schnorchelst du lieber? Sitzt du im Baywatch-Turm und beobachtest bis du eingreifen musst oder liegst du lieber genussvoll in der Sonne?

Eine Fahrt mit dem Bus ist ein beliebte Metapher der Akzeptanz- und Commitmenttherapie und anderen achtsamkeitsbasierten Verfahren. Sie wird im Zusammenhang mit und zum Verständnis von inneren Persönlichkeitsanteilen erzählt. Für die kunsttherapeutische Biografiearbeit kann die Busfahrt bunt und kreativ gestaltet werden. Ein Bus fährt von A nach B über unterschiedliche Wegstrecken. Manchmal ist der Bus auf Autobahnen unterwegs, manchmal tingelt er von Ort zu Ort. Muss er Serpentinen auf einen Berg hinauf bewältigen? Woher kommt der Bus? Was ist sein Ziel? Wer ist unterwegs zugestiegen und fährt jetzt mit? Natürlich fährt eine bunte Gesellschaft aus neugierigen, kreativen, hilfsbereiten, aggressiven, hilflosen und anderen Persönlichkeitsfacetten mit. Es geht darum, sich die Anteile als Personen vorzustellen und zu gestalten. Der Busfahrer bestimmt die Richtung und die Geschwindigkeit. Man kann sich leicht vorstellen, dass die Ungeduldige schneller vorankommen möchte als der Kontrolleur, vielleicht sogar gefährliche Abkürzungen in Kauf nehmen würde. Der Neugierige findet Umwege interessant und die Ängstliche fährt lieber nicht wie der Abenteurer durch das Flussbett. Wer sitzt auf welcher Wegstrecke am Steuer? Und ist das die richtige Person? Wer drängelt sich immer wieder nach vorne zum Steuer und will lenken? Wer traut sich nie?

Unterwegs ist man zu Fuß oder mit dem Fahrrad, mit dem Hubschrauber oder dem Jeep. Eine Schiffsreise ist möglich und auch Flugreisen und Raketenflüge ins All versprechen Abenteuer an anderen Orten und fremdem, unbekannten Land. Eine Zeitkapsel kann auch zurück an wichtige Stationen der Kindheit führen oder an Wegkreuzungen. *Was wäre gewesen, wenn ich den anderen Weg eingeschlagen hätte?* Solche Fragen führen leider nicht weit. Denn die Vergangenheit ist unveränderlich. Doch die Erkenntnisse, die wir von solchen Wegmarken mitnehmen können, beinhalten vielmehr Erfahrungsgewinn für die Zukunft. Gibt es noch Träume und Wünsche, die sich noch nicht erfüllt haben? Was kann ich beitragen, dass sich eine schmerzliche Erfahrung nicht mehr wiederholt. Die Vergangenheit ist vorbei, aber wie wir die Geschichte erzählen möchten, können wir immer wieder neu entscheiden.

Tankstellen anfahren und Gepäck abstellen

Unterwegs mit Schiff oder Bus, mit dem Auto oder anderswie und auch zu Fuß – um voranzukommen, braucht es Energie. Es braucht Pausen, um Erfahrungen zu integrieren, sicher auch, um wieder neue Kraft und Mut fürs Weitergehen zu schöpfen. Wie ist es möglich, aufzutanken? Eine Atempause wie oben beschrieben ist sicher eine gute Erste-Hilfe-Maßnahme. Tief durchatmen, sich selbst eine Hand aufs Herz legen und sich zuflüstern, dass es gerade echt schwer ist, erleichtert den Moment. Langfristig ist es wichtig, persönliche Strategien zur Selbstfürsorge zu entwickeln. Diese sind individuell. Vielleicht ist Kreativsein eine Strategie oder, hinaus in die Natur zu gehen, Sport zu treiben oder gute Bücher zu lesen. Im Grunde wissen wir das. Und wenn es darauf ankommt, vergessen wir sehr schnell, was wir tun können. Sie können eine Liste schreiben, was Ihnen Kraft und Energie schenkt.

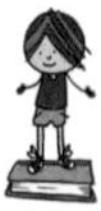

Folgende Anregung ist eine Inspiration der Kunsttherapeutin Barbara Hummler-Antoni. Wählen Sie ein hübsches Heft im Taschenformat, am besten selbst gestaltet. Bereits auf dem Titelblatt ist deutlich erkennbar, dass hierin Energietankstellen verzeichnet sind. Auf der ersten Seite steht: *Was mir Energie schenkt …*, auf der zweiten: *Ein Tag.* Nun bleiben drei Seiten frei. Auf der folgenden Seite steht nun: *Sechs Stunden … eine Stunde … 30 Minuten … 10 Minuten … 5 Minuten … eine Minute …* Dazwischen bleiben jeweils drei Seiten frei. Im nächsten Schritt beginnt man, die Seiten zu füllen.

Das mag anfangs nur eine einzige Idee pro Zeiteinheit sein, doch es lohnt sich, das Heftchen wirklich in der (Hand-)Tasche dabeizuhaben oder am Arbeitsplatz zu deponieren. Das Heft immer wieder einmal durchzusehen und zu ergänzen ist sinnvoll.

Bei einer Wanderung braucht es Pausen

Stell dir vor du wanderst einen zauberhaften Weg entlang. Schau dich um, in welcher Umgebung bist du unterwegs, welche Pflanzen wachsen am Wegesrand? Welche Farben sind da? Was hörst du? Was schmeckst du? Spürst du Sonne oder Wind? Du bist schon lange gewandert und du freust dich, da vorne eine Bank zu sehen. Hier kannst du dich hinsetzen, dein Gepäck abstellen. Aber zuerst schau nochmal hinein in den Rucksack. Was davon kannst du jetzt auspacken? Da ist etwas, das du nicht mehr weiter mitnehmen brauchst. Stell es ab. Vielleicht kann es jemand anderer sogar brauchen. Und dann schau nochmal hinein. Du findest ebenso etwas, das du jetzt hier, für diese Pause, brauchen kannst. Ein Gegenstand. Er ist eine positive Erinnerung an etwas, das dir zur Verfügung steht …

Als Imagination angeleitet, beginnt man diese mit einem guten Ankommen. Sich gehalten zu wissen, im Kontakt zum Boden oder der Sitzfläche, oder vom Atem getragen zu werden, vermittelt Sicherheit. Eine kurze Anleitung reicht aber meist schon aus, dass bei bereitgestellten Kunstmaterialien ein Bild aus dem Inneren entsteht. Ein Weg im Bild kommt meist aus der Vergangenheit und verweist rechts in die Zukunft. Man ist ja noch nicht angekommen. Das muss nicht explizit ausgesprochen werden. Ähnlich gestaltet werden kann ein Bild, das von einem Rastplatz aus, den Blick auf den bereits zurückgelegten Weg frei gibt. Das alles ist bereits geschafft. Auch das Ziel in der Ferne könnte bereits zu sehen sein. Auf dem großen Hauptteil des Blattes kann der Pausenplatz im Hier und Jetzt gestaltet werden. Auf dem kleineren, rechten Bildteil setzt sich mit dem nächsten kleinen Schritt der Weg in die Zukunft fort.

Abb. 30 Blattunterteilung 3:1

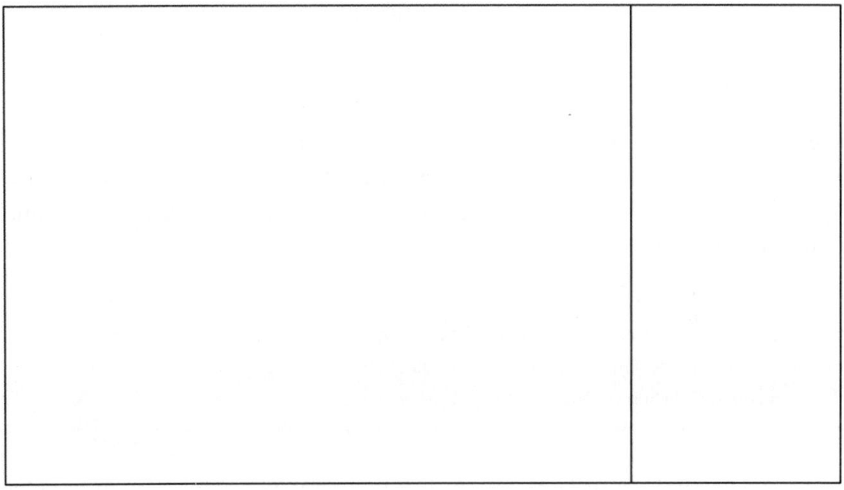

Der Notfallkoffer

In der klinischen Arbeit hilft der Notfallkoffer Menschen mit einer Diagnosestellung im Spektrum emotionaler Instabilität. In einer Box befinden sich verschiedene Utensilien, um Spannungszustände, die zu einer Selbstverletzung führen könnten, herunterregulieren zu können. Das sind Dinge wie Chiliöl oder schäumende Brausebonbons, kleine, kantige Kiesel, um sie sich in den Schuh zu legen, und anderes Unangenehmes.

Notfallkoffer können wir auch im Alltag für vieles brauchen, wenn Emotionen und Situationen belasten. So kann ein persönlicher Notfallkoffer gestaltet werden gegen das Gefühl, das für einen selbst am schwersten auszuhalten ist. Bei Ängsten eignen sich Mutkoffer, gegen Einsamkeit hilft der Selbstfürsorgekoffer und gegen Stress im Allgemeinen ein Koffer mit Gegenständen, die sofort daran erinnern, dem Stress etwas entgegenzusetzen.

Egal um welchen Koffer es sich handelt. Er ist gefüllt mit Dingen, die helfen und unterstützen. Das kann ein Foto vom letzten Urlaub sein, genauso wie ein Päckchen Taschentücher, die traurigste Musik, um weinen zu können, oder die, bei der man sofort lostanzen möchte …

Welche Art von Notfallkoffer brauchst du am meisten?
Was packst du hinein?

Der Koffer sollte an einem gut erreichbaren Ort stehen, vielleicht direkt neben der medizinischen Hausapotheke mit Medikamenten und Pflastern. Wem es besser gefällt kann den Notfallkoffer auch *Seelische Hausapotheke* nennen.

Landkarten

Wege sind, wo man durchkommt. Umwege erweitern die Ortskenntnis oder sind Rundum-Wege. Wortspielereien und *gefundene* Sätze. Es gibt sehr unterschiedliche Wege, Trampelpfade und Autobahnen, Kreuzungen und Sackgassen, Tunnel und Wasserstraßen.

Wie sieht die aktuelle Straßenlage aus? Wie ist der Straßenzustand? Gibt es Schlaglöcher? Bewegen wir uns auf festem Grund oder sind wir auf Wattwanderung? Bewegen wir uns auf eine Straße zu, auf der ein Fortkommen leichter möglich ist?

Land-, Wege- und Seekarten helfen bei der Orientierung. Sie als solche zu gestalten ist eine Methode der kunsttherapeutischen Biografiearbeit. Wiederum angelehnt an die Idee von J. Glasenapp, der Psychotherapie mit einer Schiffsreise vergleicht, verspricht der Besuch verschiedener therapierelevanter Inseln oder Inselgruppen. Abenteuer. – die Inseln der verschiedenen Gefühle, die Inseln der Gedanken, die Insel des Körpers, vielleicht auch die Inseln der sozialen Beziehungen:

- Auf der Emotions-Insel sind die Gefühle zu erforschen,
- auf der Denker-Insel entdeckt man positive und negative Glaubenssätze über sich selbst, genauso wie abwertende und liebevolle Gedanken über sich selbst und andere.
- Auf der Körper-Insel sind Schmerzen und auch alle anderen Körperempfindungen zu Hause, ebenso alle Möglichkeiten, dem Körper etwas Gutes tun zu können.
- Auf der Beziehungs-Insel geht es um alle Kontakte im Umfeld und auch um den Kontakt zu sich selbst.

Alle Inseln sind miteinander verbunden. Bei manchen ist die Verbindung klar und fest. Manchmal kommt lediglich das Postboot einmal in der Woche vorbei.

Was stimmt im eigenen Leben? Was braucht Wandlung?

Man kann statt Inseln auch ganze Länder bereisen. Das Körperland könnte demnach auch eine Körperumrisszeichnung sein, die mit Farben ausgestaltet wird.

Dies stellt zusätzlichen Körperbezug her. Welche Landstriche sind unbekannt, welche uninteressant? Manche sollen gar nicht erst bereist werden. Welche Orte werden gerne aufgesucht?

Abstrakter ist die Gestaltung phantasievoller Orte. Mia Cassany und Ana de Lima kreierten mit Farben und Worten den *Atlas der ungewöhnlichen Orte*. Dieser sammelt magische Orte ein, an welchen wundersame Pflanzen aus Fenstern und Türen wachsen, wenn für sie gesungen wird. Es gibt darin kopfüber gewachsene Berge, zwischen derer man schaukeln kann oder die Wüste der Fundstücke. Dort findet man alles wieder, was man verloren geglaubt hat. Manchmal kommt von dort etwas zurückgeflogen, das etwas ganz anderes ist als das Verlorene. Vielleicht kommt es gewandelt zurück. Vom höchsten Leuchtturm aus kann man ein neues Sternbild zeichnen. Der Atlas ist eine Einladung, von Orten zu träumen, die es nicht gibt, und geheimnisvolle Welten zu erschaffen, die Träume erfüllen. Poesie und Papierräume bieten die Möglichkeit, innere Kinder, also die verspielten Seiten, zu nähren und sich selbst eine Pause von den Anforderungen der Realität zu schenken.

Wie gestaltest du dir eine sichere Insel der Ruhe und des Friedens? Sich regelmäßig auf eine solche sichere Insel zu träumen und sie sich auf dem Papier und in der Phantasie immer farbiger auszugestalten, fördert im Sinne der Selbstfürsorge Entspannung und ist ein wirksames Mittel, sich selbst beruhigen zu können.

Ausgehend von den eigenen Handlinien kann eine Lebenswegekarte gestaltet werden. Der Handteller wird dazu mit abwaschbarer Farbe wie Aquarell eingefärbt, die Finger ausgespart. Der eigene Handabdruck auf dem weißen Blatt nimmt die Angst vor dem Gestalten. Ein Zeichen ist bereits gesetzt. Die Linien der Hand sind Ursprung und waren auch schon Ziel des individuellen Weges. Der persönliche Handabdruck wurde schon als Herz gestaltet oder als Tor oder Tür zu sich selbst, als Mutterhöhle, wo das eigene Leben seinen Ursprung hatte, oder als Wohnort der Seele. Die Voraussetzung für phantasievolles Kreieren ist, dem Prozess größtmögliche Offenheit für das, was sich zeigen will, entgegenzubringen.

Reiseziele sind Sehnsuchtsorte oder Wohlfühlorte, reale und selbstkreierte Orte, Alltagsorte und besondere Reiseländer. In Journals kann man sie sammeln, als Listen oder eingeklebte Zeitschriftenbilder. Auch ganze Weltkarten können so gestaltet werden, Reiseführer oder ein ganzes Weltreisemagazin, angefangen bei der heimischen Badewanne, über den Ententeich im Dorf, den Chiemsee über Wien, Costa Rica, Grönland nach Grünland, in dem zahme Dschungeltiere leben und man im Baumhaus leben kann…

Boxen mit realen und selbstgestalteten Postkarten dieser guten Orte sorgen für Wohlfühlerinnerungen im Alltag. Und sollte die Sehnsucht zu groß werden, kann man einen *Sehnsuchtsbrief* schreiben:

Liebe Ostsee, wie sehr ich dich vermisse. An deinem Ufer zu sitzen, lässt mich immer zur Ruhe kommen. Dann spüre ich den Wind in meinen Haaren, und ich fühle mich frei. Ich schmecke das Salz und beobachte die kleinen hüpfenden Strandläufer, die ich so gerne habe. Ganz aufgeregt laufen sie am Spülsaum auf und ab. Ich stelle mir vor, dass weit draußen Narwale schwimmen...

Tierbegleiter

Viele Menschen werden auf ihren Lebenswegen von Tieren begleitet, Haustiere die in der Kindheit beste Freunde waren oder auch im Heute treue Begleiter sind. Vielleicht spürt man eine besondere Beziehung zu einem bestimmten Tier, das fasziniert, weil es mit besonderen Fähigkeiten oder Eigenschaften in Verbindung gebracht wird. Schamanen und naturverbundene Völker hatten und haben einen starken Bezug zu sogenannten Krafttieren. Manche Kinder erschaffen sich imaginäre Tiere, mit welchen sie sprechen können, Beschützer und Begleiter, die für das Kind sehr real sind.

Kennst du solche Wesen aus deiner Kindheit? Hast du ein Krafttier oder kennst du ein Tier, zu dem du eine besondere Verbindung hast? Möchtest du dir eines auswählen?
Stell dir vor, du wärst ein großer Vogel, vielleicht ein Bussard oder Adler, ein Milan oder Kranich. Der große Vogel breitet seine Flügel aus und schwingt sich in Richtung Himmel empor. Von oben sieht er auf das Leben unten. Möchtest du mit dem großen Vogel fliegen und von oben, mit großem Abstand dein Leben betrachten? Du erkennst die Wege, die du gegangen bist, Berge und Täler, die du durchschritten und Berge, die du mühsam erklommen hast. So weit bist du schon gegangen. Es war oft nicht einfach. Der große Vogel betrachtet die Dinge mit Klarheit und Weitblick. Er sieht woher du kommst und auch in welche Richtung du weitergehen möchtest...
Stell dir vor, du könntest dich wie ein Fuchs von Zeit zu Zeit zusammenrollen, dich in den Schutz deines Baus zurückziehen und dich einkuscheln in den Schoß der Erde, bei den Wurzeln und Blumenzwiebeln. Was nimmst du nicht mit? Was lässt du draußen? Welchen Ballast brauchst du nicht mehr? Manchmal ist es notwendig, sich zurückzuziehen, um neue Kraft zu schöpfen.
Welches Tier bedeutet dir Kraft, Mut, Stärke und neue Lebensenergie? An welches Tier denkst du, wenn du an das Wasser denkst? Lebt es im Meer, im Fluss, im Riff, auf dem See, am Strand oder Ufer? Würdest du es gerne eine Zeit lang begleiten? Welche neuen Erfahrungen könntest du mit diesem Tier machen?

Freunde

Besonders, wenn man sich einsam fühlt, tut es gut, zu wissen, wer ein echter Freund ist. Freundschaften sind sehr unterschiedlich. Es gibt Freunde für tiefe Gespräche und Freunde, um mit ihnen Spaß zu haben. Manche Menschen haben einen bunten Blumenstrauß an Freunden und manche ausschließlich die/den eine:n beste:n Freund:in. Was macht einen guten Freund, eine gute Freundin aus?

Welches sind die drei wichtigsten, erwachsenen Menschen in deinem Leben? Was macht sie zu deinen wichtigsten Menschen? Welche Eigenheiten und Besonderheiten haben diese drei realen Bezugspersonen? Findest du diese Eigenschaften auch in dir? Welche Eigenschaften zeichnen einen echten Freund aus? Und behandelst du dich so, wie du deine:n Freund:in behandeln würdest?

Sie erinnern sich … Wie wäre es, sich selbst der beste Freund zu sein …?

Wonach sehnst du dich öfter? Wurzeln zu schlagen oder zu fliegen?
Welche Postkarten schreibst du von unterwegs? Welche Motive sind darauf zu sehen?

Jeder erwachsene Mensch hat in seinem Leben schon Ziele erreicht, beispielsweise den Schulabschluss oder diesen nachgeholt, die erste eigene Wohnung bezogen, eine ersehnte Reise angetreten oder auch Widrigkeiten überstanden.

Gestalte eine Urkunde oder gleich eine Medaille, die du aufgrund deiner Erfolge verdient hast. Kannst du drei Punkte benennen, die zum Erfolg geführt haben?

Manche Erlebnisse der Vergangenheit sind so wertvoll, dass sie für immer den gegenwärtigen Moment erhellen können.

Welchen kostbaren Moment deines Lebens stellst du in einen goldenen Rahmen der Erinnerung?

B.12 Einen Garten gestalten mit Farbe, Stift und Pinsel

1911 wurde der Roman *The Secret Garden* von der britischen Schriftstellerin Frances H. Burnett veröffentlicht. Bis heute gibt es zahlreiche Neuauflagen und Übersetzungen sowie Verfilmungen. In diesem Roman ist ein gut umgrenzter und geschützter, wunderschöner Garten, ein Ort für hilfreiche Erinnerungen, Hoffnung und Heilung. Es ist auch ein Ort für das Glück der Gegenwart und ein Raum, um Zukunftspläne zu schmieden.

Die Imagination *Der innere Garten* aus dem gleichnamigen Buch der Traumaexpertin Michaela Huber, eignet sich als Einstieg für das nachfolgende Thema der *Gartengestaltung* im Rahmen von kunsttherapeutischer Biografiearbeit. Wenn äußere Sicherheit gewährleistet ist, eignet sich diese Imagination im Inneren einen friedlichen Ort für alles, was in einem ist, zu erschaffen. Innere Bilder, die in Imaginationen vor dem inneren Auge auftauchen, können oftmals nur annähernd in äußere Bilder übersetzt werden und das ist gut so. So gestaltet man ein äußeres

Bild, das wiederum symbolhaft an die innere Erfahrung erinnert. Es ist möglich, gute und sichere Orte in sich selbst zu finden und zu bewahren.

Ein Garten bietet Raum für alle heilenden Aspekte der Natur. Gleichzeitig ist er ein Raum zur Gestaltung im Einklang mit der Natur. Die Natur beschenkt uns mit den vier Elementen Wasser, Erde, Luft und Feuer und den Zyklen von Werden-Sein-Vergehen und Neu-Erwachen: Frühling, Sommer, Herbst, Winter und wieder Frühling. Auch einzelne Pflanzen blühen, welken und sammeln neue Kräfte, um erneut leuchten zu können. Phantasiegärten sind eingebettet in Naturräume oder haben selbst ausreichend Platz für solche, wie Berge, Gewässer, Ufer oder Wälder. Natur bietet einen Reichtum an Metaphern, die sich für biografisches Arbeiten bestens eignen. Auch unsere bildliche Sprache drückt inneres Erleben in Naturbildern aus. Wir sprechen vom Fluss der Gefühle, dem Wasserspiel. Gerne verwurzeln wir uns, versetzen Berge, sind Feuer und Flamme oder bauen Luftschlösser.

Ein Garten hat eine feste Umgrenzung. Es darf nicht jeder hinein, schon gar nicht ohne Erlaubnis. Wie ist diese Grenze beschaffen? Ist es eine natürliche Hecke, sind es Steinmauern? In welcher Umgebung ist dieser wundervolle Ort eingebettet? Wie ist der Eingangsbereich gestaltet? Gibt es eine Tür? Ein Tor?

Kennst du deine Grenzen? Wie fest, wie flexibel sind sie? Gibt es Lücken? Brauchst du mehr Schutz oder weniger? Behältst du den Schlüssel in deiner Hand? Wem gewährst du Zutritt zu deinem Raum? Wen lädst du ein? Wer muss draußen bleiben?
Stell dir vor, du stehst vor einer Tür oder einem Tor. Manchmal müssen Türen auch verschlossen bleiben, doch wenn die Tür für dich bestimmt ist, wird sie sich öffnen. Was ist hinter der Tür verborgen? Möchtest du die Tür öffnen und schauen, was dort auf dich wartet? Gibt es eine bestimmte Tür, die sich für dich öffnen soll?

Zur Gestaltung mit Material eignet sich wiederum das Triptychon-Format, diesmal zugeklappt wie es bei einem Flügelaltar möglich ist. Beide Flügel stellen das Tor / die Tür dar. Öffnet man das Tor, erhält man den Blick in den Raum dahinter. In manchen Prozessen kann es auch interessant sein, zu schauen, was hinter dem Innenraum ist, also auf der Rückseite, bei verschlossenem Tor. So entsteht beinahe eine mehrdimensionale Gestaltung. Der Kreis bietet sich an, das Innen und das Außen an der Grenze zu gestalten. Grenzen sind selten an jeder Stelle gleich dicht. An welchen Stellen ist Offenheit und Ungeschütztheit möglich? Wo ist eine klare Grenze notwendig? Wo muss eine Grenze möglichst dick und undurchlässig gebaut werden?

Das Gartentor lässt sich öffnen. Ein wunderschöner Garten zeigt sich. Wie ist der Eingangsbereich gestaltet? Ist da ein Weg, der einlädt, den Garten zu erforschen? Welche Jahreszeit ist im Moment? Wie ist das Wetter und wozu ist genau dieses Wetter für die Pflanzen wichtig? Was wächst in dem

Garten? Auf dem Weg links und rechts liegen Steine und Blumen. – Steine und Blumen auf dem Weg. Blumen erinnern an schöne, erfüllte Erlebnisse. Große und kleine Steine könnten für die Hindernisse im Leben stehen, für Aufgaben und Herausforderungen. Es gibt auch Wasser im Garten. Es kann ein Wasseranschluss sein, eine Dusche, ein Wasserlauf oder auch ein See oder gar ein Meeresufer. Die Phantasie macht wirklich alles möglich.

Stell dir vor, dein Leben hat an einer besonderen Quelle seinen Lauf begonnen, zunächst als kleines Bächlein. Es wird größer, wächst zu einem Bach heran, schließlich zu einem Fluss. Er fließt über Hindernisse hinweg. Manchmal fließt er im freien Fall, manchmal ruht er ein wenig in einem See … Was wächst am Ufer? Was sieht man rechts und links des Flusses? Sind da Tiere, Menschen, Dörfer und Städte?…und da vorne, hinter der nächsten Kurve, wie soll es dort aussehen?

Im Garten wachsen unterschiedliche Pflanzen, kleine unscheinbare und große dschungelartige. Vielleicht sind da unterschiedliche Bäume. Welcher ist dein Lieblingsbaum? Es ist ausreichend Platz für Tiere. Eisbär und Rotkehlchen leben in diesem Garten zufrieden nebeneinander. Denn der Garten bietet Raum und Schutz für alle inneren Anteile, die hier symbolhaft Ausdruck finden dürfen.

Astrid Lindgren schrieb die Geschichte der Puppe Mirabell, in der ein kleines Mädchen, immer einsam, eines Tages ein besonderes Samenkorn geschenkt bekommt. Sie pflanzt es ein. Aus diesem Korn wächst eine Puppe, die sprechen und mit dem Mädchen spielen kann. Nie wieder wird das Mädchen jetzt einsam sein. Die Puppe ist Symbol für die Begegnung mit sich selbst in einem Gegenüber, wie es in einem Kunstwerk geschieht. Das Gegenüber ist Ich und Nicht-Ich zugleich. In manchen Märchen ist die Puppe auch ein Geschenk eines Elternteils (Wassilisa, die Wunderschöne), damit ein hilfreiches Vermächtnis, das die Richtung weist und Mut und Zuversicht schenkt. So ist die Puppe Sinnbild der Intuition. Die Intuition ist vergleichbar mit der inneren Weisheit oder der inneren Wahrheit. Das freie Spiel mit den Mitteln und Methoden der Kunst drückt immer die eigene Wahrheit aus. Oftmals beinhaltet diese auch den ersten, vorbewussten Schritt der Wandlungsmöglichkeit. Im Bildausdruck kann unmittelbar bevorstehende Zukunft bereits als neue Erkenntnis oder ein besseres Verstehen einer Situation sichtbar werden.

Stell dir vor, du bekommst ein goldenes Samenkorn geschenkt und legst es in die Erde. Es kann alles werden und wachsen, was du dir erlaubst. Bereits Astrid Lindgren postulierte, dass die Phantasie des Menschen Ursprung für alles Große ist, was in dieser Welt geschieht.

Im Garten gibt es auch Bäume. Bäume haben eine hohe Symbolkraft. Sie wurzeln in der Erde und ragen mit der Krone in den Himmel. Es gibt den Schöpfungsmythos der Maori vom göttlichen Elternpaar Rangi und Papa (Himmel und Erde). Sie liebten sich so sehr, dass sie sich innig umarmt hielten. Sie hatten viele Kinder, welchen es in der Dunkelheit des Elternraumes zunehmend zu eng wurde. Sie wollten ans Licht und beschlossen, ihre Eltern zu trennen und diese auseinanderzuschieben. Ihre Kräfte reichten nicht. Erst der Gott der Wälder und Vögel schaffte es, die Eltern zu trennen. Er stellte sich auf seine Hände und schob mit den Füßen Himmel und Erde auseinander. Nun war Raum zum Wachsen, Licht für Bewusstheit und für Wandlung. Die Geschichte ist aus verschiedenen Perspektiven interpretierbar, was nicht Anliegen dieses Buches ist. Doch an dieser Stelle soll die Geschichte die Verbindung zwischen Baum und Mensch verdeutlichen. Wurzeln und Ursprung im Himmel, Wurzeln und Ursprung in der Erde. Dazwischen lassen sich kreative, individuelle und ungewöhnliche Lösungen finden.

Ein Baum hat Wurzeln, die ihm Halt und Stabilität geben. *Was nährt dich? Was trägt und hält dich? Worin bist du verwurzelt? Wo sind deine Wurzeln?* Der Stamm dient dem Gleichgewicht, dem Standing in der Welt, der Identität. Sensibilität, Emotionalität und Spannung finden Ausdruck im Stamm. *Welche besonderen Fähigkeiten hast du? Welche möchtest du entwickeln und wachsen lassen?* Mit der Krone, den Ästen und Zweigen ist der Baum in Verbindung mit der Umwelt. Vögel nisten dort, gleich Ideen und Plänen. Die Phantasie ist dort zu Hause. Nicht alle Gedanken sind hilfreich. Doch in der kunsttherapeutischen Biografiearbeit machen wir uns auf die Suche nach hilfreichen Strategien und Möglichkeiten und schaffen Platz für Verrücktheiten und Absurditäten, Visionen und Ziele.

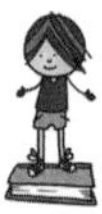

Samenpapier lässt sich durch Papierschöpfen und Blumenmischungen leicht selbst herstellen. Man kann es auch kaufen. Auf dem Papier kann man aufschreiben, was wachsen und erblühen soll. Dieses Papier kann real in Erde gelegt werden. Mit etwas Glück gehen die Samen auf.

Wo sammelst du Sonnenstrahlen ein?

Wo ist Platz für den Kompost? Was soll dort hinein? Was soll sich in fruchtbare Erde wandeln?

Im Garten gibt es *Ruheplätze* und *Lieblingsplätze*, die man sich einrichten kann, auch für innere Kinder. Es gibt Schaukeln oder Hängematten, vielleicht auch Orte für das Kaffeekränzchen. *Schmetterlingsgedanken* fliegen. Vielleicht krabbelt eine Raupe über den Weg. Die Metamorphose von der Raupe zum Schmetterling bildet allein eine Fülle an Inspirationen für biografisches Arbeiten. Jede Phase der Schmetterlingsmorphose ist eine Wandlungsphase vom Werden, Sein und Vergehen, dem Geborgensein in einem Kokon, vom Schlüpfen und der Entfaltung der farbigen Fülle, dem Fühlen der Freiheit. Ein Schmetterling lebt allerdings nur wenige Stunden bis Wochen. Wenige können auch ein paar Monate leben. Glück ist flüchtig und lässt sich nur im Moment mit allen Sinnen erfahren. Frösche sind weniger beliebt als Vertreter von Wandlung und doch auch Sinnbild. Im Regenwald leben besonders viele, ausgesprochen bunte, sehr hübsche Giftpfeilfrösche. Sie sind noch hübscher als ein kleiner, grüner Grasfrosch. Welche und wie viele

Frösche muss man küssen, um zu finden, was man suchte? Der metaphorische Reichtum des Schmetterlings ist beliebter als der des Frosches. Doch gerade das Untypische, das Besondere weckt Interesse und Aufmerksamkeit. Oft lohnt sich der Blick auf das Ungeliebte. Warum ist es so ungeliebt? Welche Chance auf Veränderung liegt im Ungeliebten verborgen? Oftmals sehen wir Menschen nur die eine Seite der Medaille. Wie sieht die andere Seite aus?

Wie verändert sich der Garten im Wechsel der Jahreszeiten? Auch der Winter hat seinen einzigartigen Zauber. Im Frühling ist ein Aufbrechen, ein neuer Klang erlebbar. Der Sommer ist die Zeit der Fülle, aber auch die Zeit, eine Pause einzulegen, bevor im Herbst die Schatten wieder länger werden. Nichts in der Natur und im Erfahren der Natur ist nur positiv oder nur negativ erfahrbar. So wie es der Sonne egal ist, für wen oder was sie scheint. Sie bewertet nicht. Sie scheint und ist für alle da.

Vielleicht leben im Garten auch Vögel. Manche Vögel leben in Gruppen zusammen, manche treffen sich nur in der Brutzeit mit einem Partner. Auch Wasservögel wie Enten und Schwäne könnten im Garten leben.

Wenn du ein Vogel wärst, welcher Vogel wärst du? Was ist deine Besonderheit?

Vögel bauen Nester in den Hecken und Bäumen, legen Eier. Das kleinste Ei ist das eines Kolibris, das größte Ei das eines Straußes. Es gibt ungelegte Eier und Eier, welche noch bebrütet werden müssen. Eine Vielfalt an Farben findet man bei der naturkundlichen Betrachtung von Eiern. Eidotter sind wie kleine Sonnen im Inneren. Das Ei selbst ist natürlich auch in vielen Schöpfungsgeschichten als Sinnbild für Ursprung und Anfang zu finden. Seine Schale ist zerbrechlich und doch hält sie den Elternvogel aus, bietet Schutz. Zartes, Neues braucht Schutz für das Wachsen und Werden.

Gartenfeste versprechen Fröhlichkeit und Gemeinschaft. Feste jeder Art wollen gefeiert werden, Willkommensfeste und Abschiedsfeste, Geburtstage und Übergange von der einen Lebensphase zur nächsten.

Wen möchtest du zum Gartenfest einladen? Die Gäste bringen Geschenke mit. Welche?

Eine Einladung auszusprechen bedeutet nicht, dass diese auf jeden Fall angenommen wird. Eine Einladung zu formulieren bedeutet, sich innerlich bewusst für die Möglichkeit auszurichten, dass die Einladung angenommen wird. Sie bedeutet Bereitschaft und Offenheit für den eigenen Wunsch.

Was lädst du heute ein? Vielleicht das Leben, Vertrauen oder Klarheit, eine konkrete Lösung?

An der festlichen Tafel ist auch Platz für alle inneren Anteile, die gesehen werden wollen oder für eine Zeit einen besonderen Schutz oder Ruhe brauchen.

In jedem Garten stehen eine oder mehrere Gießkannen herum. Das Wasser darin ist lebensnotwendig für die Pflanzen in Dürrezeiten.

Was erfrischt dich und weckt neue Kraft in dir? Was verbindest du mit dem Element Wasser? Welche Wasserformen fallen Dir ein: ein Regentropfen, eine Dusche? Ein Schauer, ein Bach, Springbrunnen oder Ozean?
Welche Form entspricht deinem Wesen? Wie ist das beim Element Feuer? Wie ist es bei den Elementen Erde und Luft? Finde für jedes Element ein Sinnbild und gestalte aus diesen vier Symbolen ein ganz neues Bild.

Folgende Abbildungen beinhalten Assoziationen, bezogen auf die vier Elemente Feuer, Luft, Wasser und Erde, um sie kreativ in der kunsttherapeutischen Biografiearbeit einsetzen zu können. Die Elemente wirken miteinander und haben Einfluss aufeinander. Verschiedene Themenkomplexe werden mit den vier Elementen in Verbindung gebracht.

Abb. 31 Element Feuer

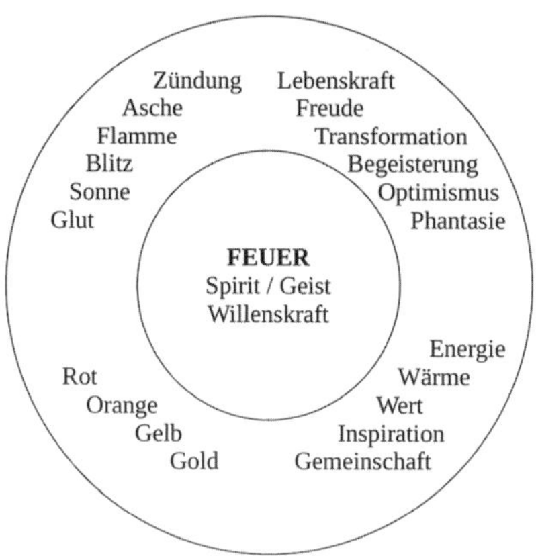

Abb. 32 Element Luft

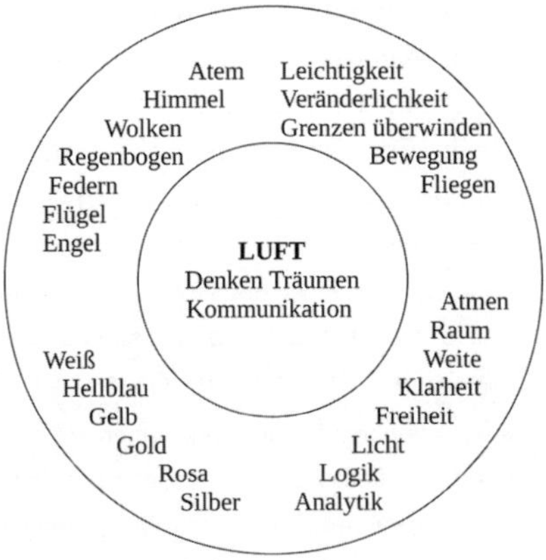

Abb. 33 Element Wasser

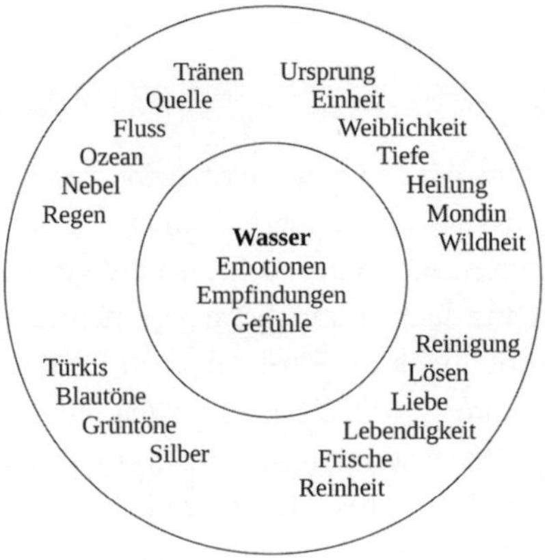

Abb. 34 Element Erde

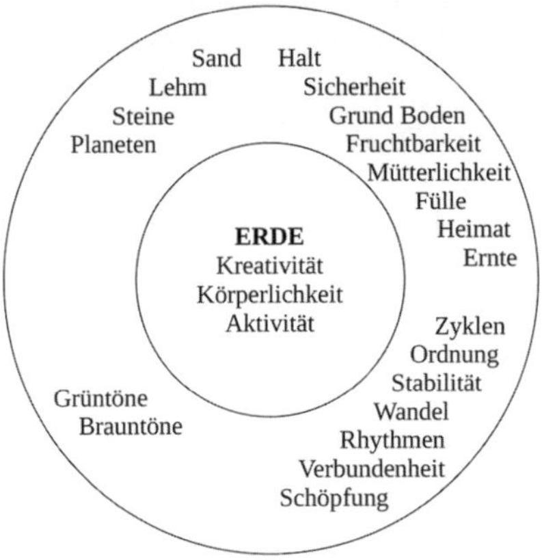

Für den französischen Impressionisten Claude Monet war die Natur, insbesondere sein Garten in Giverny, sein Atelier. Er versuchte, das Licht einzufangen, und malte seine Naturmotive im Wechsel der Tages- und Jahreszeiten. Über seinen Seerosenteich führte eine japanische Brücke. Brücken verbinden zwei Seiten, das Hier und Dort, das Gestern mit Morgen. Brücken sind Übergänge, Zwischenräume und ermöglichen einen direkten Weg ohne Umwege.

Stell dir vor, du siehst eine Brücke. Wo steht diese Brücke? Wie ist die Umgebung? Was ist unter ihr zu sehen? Von wo nach wo führt sie? Möchtest du von einer Seite zur anderen gehen? Oder bleibst du eine Weile auf ihr stehen? Von wo kommst du? Wohin möchtest du den Weg fortsetzen?

Ich stehe auf der Brücke. Ich komme von rechts und schaue nach unten. Kristallklares Wasser eines Gebirgsbaches rauscht unter mir. Es ist die Zeit der Schneeschmelze. Ich höre Vögel singen. Ein Rotkehlchen schaut mich an. Der Frühling kommt. Rechts sehe ich Dunkelheit und Traurigkeit und ein einsames Rehkitz ganz allein. Hinter dem Wald: Großstadtlärm. Ich schaue nach links. Die Luft duftet nach Krokussen und den rosafarbenen Blüten der Zaubernuss. Ein feiner Sonnenstrahl blinzelt durch die Wolken. Regenbogenschimmern in der Ferne. Lachend laufe ich los…

Die Lotosblüte

Die Gestaltung einer Lotosblüte, wie sie nachfolgend beschrieben wird, basiert auf einer Idee der in Wien lebenden Künstlerin Daniela Binder. Der Lotos eignet sich sehr für kunsttherapeutische Biografiearbeit, allein wegen der Besonderheiten dieser Pflanze. Sie wächst aus dem Morast heraus und entfaltet sich trotzdem lichtvoll. Daher steht sie sinnbildlich für Resilienz, dem Erblühen trotz widriger Umstände. Die Blätter des Lotos sind flüssigkeitsabweisend. Wasser perlt einfach ab. Somit sind Blüte und Blätter immer sauber. Lotos wächst aus schlammigem, sumpfigen Grund heraus. Die Lotosblüte steht für Reinheit, Liebe und Schöpferkraft. Im Buddhismus ist der Lotos Symbol für den Lauf der Zeiten.

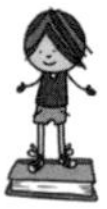

Für die Gestaltung eignen sich Aquarellfarben und ein mindestens 220 Gramm starkes Papier. Auf dieses Papier darf nun alles aufgeschrieben werden, was belastet, besorgt oder traurig macht. Alles darf herausfließen. Anschließend wird das Geschriebene mit verschiedenen, dunklen Aquarelltönen übermalt. Es darf feucht und matschig werden. Wenn es genug ist, wird das Blatt zusammengeklappt und darf trocknen. Währenddessen ist Zeit für Reflexion. Vielleicht müssen auch Tränen trocknen. Anschließend wird ganz schlicht eine Lotosblüte auf dem zugeklappten Blatt gestaltet. Dazu beginnt man mit einem schmalen, ellipsenförmigen Blatt in der Mitte. Rechts und links davon dürfen weitere Blätter wachsen und noch weitere, jeweils zwischen Blatt 1 und Blatt 2, sowie Blatt 1 und Blatt 3. Eine feine Wurzelverbindung ragt in die Tiefe. Dieses Bild wird nun mit bunten, leuchtenden Aquarellfarben gestaltet. Ist es getrocknet, darf noch Gesso oder weiße Ölkreide auf die Blütenblätter verteilt werden. So wird die Blüte weiß und doch schimmern die Farben unter der Oberfläche. Nach dem Trocknen finden Worte, handgeschrieben oder gefunden, auf dem Bild Platz.

Abb. 35 Lotos

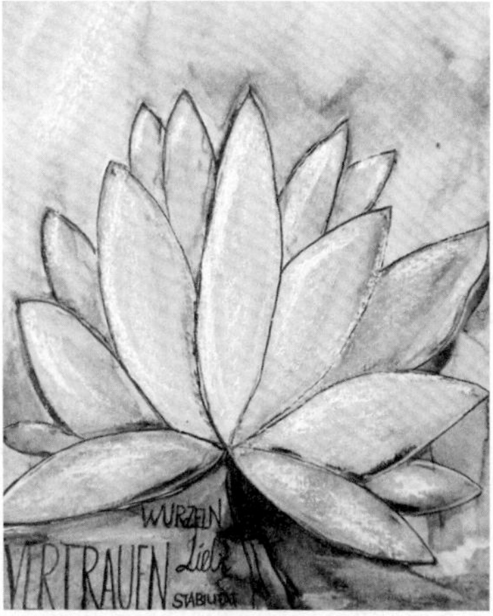

Auch der Löwenzahn, der sich im Sommer durch Risse im Asphalt schiebt, verbildlicht Resilienz. Als Pusteblume lässt er seine Samenschirmchen gleich Träumen und Wünschen durch die Luft fliegen. Auch andere Blumen tragen Bedeutungen, doch auch nicht für jeden die gleiche.

Welche Blumen pflanzt du in deinem Garten? Welche verschenkst du gerne? Welche bekommst du am liebsten geschenkt? Welche Bedeutung haben für dich Kakteen? Wann hast du dir zum letzten Mal selbst einen Strauß Blumen geschenkt?

Lege Blumenbeete in unterschiedlichen Farben an und pflanze Liebe, Mut, Neugierde…

Abb. 36 Ich pflanze …

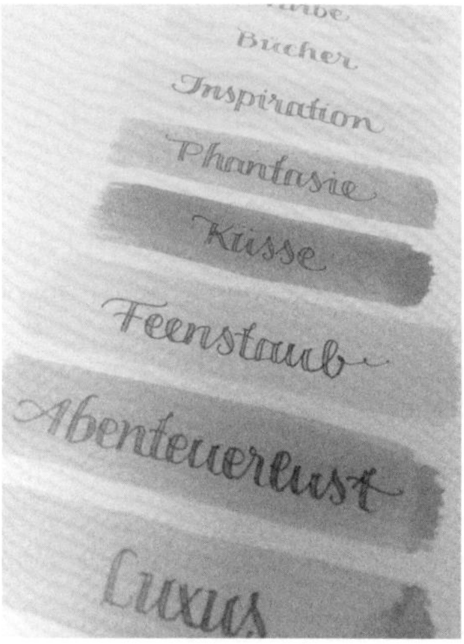

B.13 Charmante Fragen

Der Satz: *Ratschläge sind auch Schläge* beinhaltet eine große Wahrheit. Ein Mensch in einer komplizierten, schwierigen Lebenssituation braucht drei Menschen nicht:

- ein Gegenüber, das seine Situation kennt und genau so bereits auch schon durchlebt hat, denn keine Situation ist dieselbe wie eine andere.
- ein Gegenüber, das genau weiß, wie sich dieser Mensch fühlt, denn kein Mensch kann in einen anderen hineinschauen.
- ein Gegenüber, das weiß, was in der Situation genau hilft.

Ein Mensch in einer Krise braucht andere Menschen, die zuhören und alle Gefühle annehmen, die sich zeigen; Menschen, die, statt mitzuleiden, mitfühlen und die Grenzen zwischen Du und Ich klar halten können, die charmante Fragen stellen und Angebote machen. Viele hatten in der Vergangenheit zu wenig Sicherheit und wissen nicht, wie es sich anfühlt oder was sie brauchen, um sich sicher zu fühlen. Um in einer Begleitung Sicherheit zu gewährleisten, ist Vertraulichkeit innerhalb der Beziehung und einer Gruppe immens wichtig. Ist eine Begleitung Teil eines (therapeutischen) Teams, so muss dies offen kommuniziert werden. Sicherheit wird auch durch klare und offene Kommunikation vermittelt. Ein:e Klient:in möchte Strategien und Ziele verstehen und nicht zuletzt auch immer die Freiheit haben, wählen zu können, ob sie sich auf ein Thema einlassen möchte oder nicht.

- Welche Sinneseindrücke fühlen sich sicher an? (Sonne im Gesicht, eine Tasse Tee…)
- Mit welchen Personen oder Tieren fühlst du dich sicher?
- An welchen Orten fühlst du dich sicher? (auf der Couch, in der Badewanne…)
- Welche Gegenstände vermitteln ein Gefühl der Sicherheit? (eine Kuscheldecke, ein schöner Stein …)

Bilder eröffnen Fragen und geben selten eine Antwort. Die Suche nach Antworten ist eine Abenteuerreise. Manche Fragen beantworten sich auf dem Weg wie von selbst oder erübrigen sich. Auf manche Fragen wird es nie eine Antwort geben. Und auf wieder andere Fragen wandeln sich die Antworten im Lauf des Lebens immer wieder. Gute Fragen sind wie Schlüssel zu Erkenntnisräumen, die zu einem tieferen Verständnis des eigenen Lebens führen.

Meistens gibt es keine schnellen Lösungen bei komplexen Themen. Und nicht jede Lösung eignet sich für jeden Menschen. Jede:r ist auf der eigenen Lebensreise mit individuellen Lebensthemen und auch individuellen Lösungen. Nicht alle Lösungen sind hilfreich, doch auch diese verdienen Wertschätzung. Kunsttherapeutische Biografiearbeit bietet kreative Begleitung und Unterstützung auf der Suche nach guten Lösungen. Sie ersetzt keine Psychotherapie und auch keine notwendigen Medikamente.

Was könntest du weglassen, um ein sinn-volleres Leben zu führen?
Welche drei Dinge bringen dich immer und sofort zum Lächeln?

Kreativität ist eine der besten Möglichkeiten, um im gegenwärtigen Moment wieder anzukommen, dem Moment, der alles beinhaltet, Vergangenheit und Zukunft. Als Kind konnten wir uns so ins Spiel vertiefen, dass wir alles um uns herum vergessen konnten. Es zählte nur der Moment. In diesem Raum zwischen Vorhin und Nachher geht man eine tiefe Verbindung mit sich selbst ein. Zeichnen und Malen, Collagieren mit ansprechenden Bildern und Fotos, Plastizieren, Musik, Theater- und Bühnenkunst, jede Kunstform, bringt die Leichtigkeit und Freude des Spielens und Experimentierens zurück. Beim Spielen kommt das Nervensystem zur Ruhe. Man kann entspannen und plötzlich entsteht eine neue Idee, ein neuer Gedanke, manchmal eine tiefe Einsicht. Spielen bedeutet auch, Kontrolle loszulassen und ebenso mutig wie selbstmitfühlend zu sein. Es ist erlaubt, den ganz eigenen Bedürfnissen Raum und Zuwendung zu schenken. Fragen an das Leben und das Selbst dürfen in das Gestalten mitgenommen werden, ohne dass man sich in Grübelschleifen verliert. Das Kunstwerk ist Teil des Selbst und doch anders. Es bringt den Menschen in Kontakt mit seinen Gefühlen und Wünschen in der Gegenwart und im Kontext des Dreiklangs der eigenen Biografie. Auch das Schreiben gleicht einer Reise nach dem verborgenen Schatz im Inneren.

Kreativität hat nichts mit Können und Leistung zu tun, sondern mit neuen Möglichkeiten und Ausdruck. Kreativität erinnert an die Träume und Wünsche, die man einmal träumte und bringt sie wieder ins Bewusstsein. Diese schönen Erinnerungen und die Gewissheit bis hierher trotz und vielleicht sogar aufgrund widriger Umstände bereits gegangen zu sein, helfen dabei, eine Zukunft auszumalen, für die es sich lohnt, weiterzugehen.

B.14 Reduktion auf das Wesentliche

> *Ich möchte Bündigeres, Einfacheres, Ernsteres, ich möchte mehr Seele und mehr Liebe und mehr Herz.* (Vincent an Gogh)

Denken und Ziele setzen, die Ziele erreichen, etwas leisten, jemand sein. Das erscheint wichtig und unabdingbar für ein gelungenes, erfolgreiches Leben. Und dann steht plötzlich das Leben selbst vor der Tür mit allen Widrigkeiten und Aufgaben, die es zu bewältigen gilt, auf die man so nicht vorbereitet war, egal wie heil das Elternhaus war. Was hilft in Krisenzeiten? Abenteurer, Wissenschaftler,

Philosophen und Künstler begeben sich auf vielfältigste Weise auf ihre einzigartige Suche nach dem Glück und der Zufriedenheit. Viele haben ihre Weisheiten mit der Menschheit geteilt. Und doch muss jeder einzelne Mensch sich selbst auf die Reise machen und herausfinden, was sein Leben lebenswert macht und im besten Fall glücklich. Sich Hilfe holen, manchmal auch schon Hilfe annehmen, wenn man nicht mehr weiter weiß, bedeutet bereits, Verantwortung für das eigene Leben zu übernehmen. Der erste Schritt. Jeder Schritt der Annahme von Leid als etwas Menschlichem und weiter auf dem Weg verdient Würde und Anerkennung. Manchmal geht es einfach nur ums Überleben. Viel später kommt dann erst die Frage nach dem Sinn.

Was ist das Wesentliche? Was ist wirklich wichtig? Das Herz für die kleinen Wunder jeden Tag zu öffnen, sie als solche auch erkennen und dankbar anzunehmen, ist wesentlich. Leben spüren, wieder spüren, noch immer spüren. Das Herz zu öffnen bedeutet, verletzbar zu sein. Verwundbarkeit ist kein Mängelzustand, sondern die Voraussetzung, das Leben mit allen Sinnen erleben zu können. Einfaches trägt. Rhythmus trägt. Die Freundlichkeit eines anderen Menschen wärmt. Die kleinen, schlichten Dinge wie ein Lächeln, Kaffeeduft, eine warme Dusche und einen Apfel wieder als wertvoll zu erkennen, hilft, Traurigkeit zu überwinden. Dann ist die ureigene Lebensmelodie wieder zu hören und das Leben lässt seine Farben leuchten.

Dank

Ein Buch entsteht niemals alleine. So bin ich vielen dankbar für ihre direkte und indirekte Unterstützung und Begleitung.

Meinem persönlichen Software-Architekten, IT-Spezialisten und Schokoladenzauberer Werner Deistler danke ich von ganzem Herzen. Ohne deine technische Unterstützung und Kreativität wäre die Umsetzung des Projektes *Buch* und das Erstellen der Abbildungen kaum möglich gewesen. Mit Farben und Pinseln komme ich bedeutend besser zurecht als mit dem PC.

Meinen Kindern, den größten LehrmeisterInnen meines Lebens: Salome, Insa, Mio und Patrick.

Hanne Summer, du ermutigt und wertschätzt mein Tun, seitdem wir uns kennen.

Angelika Müller, Danke, dass unsere Verbindung Bestand hat.

Axel Mecke, der mich im Hintergrund immer wohlwollend, einfühlsam und ehrlich interessiert auf dem Weg in die Freiberuflichkeit begleitet hat.

Konrad Bronberger für das große Vertrauen.

Anika Krüger, Susanne Weidhaas und Sylvia Dellemann für die Erlaubnis zur Abbildung ihrer Gestaltungen.

Daniela Binder für wundervolle Gestaltungsimpulse für das Buchprojekt und für mein eigenes künstlerisch-kreatives Arbeiten.

Insa König, meiner Kunsttherapie-Kollegin und treuen Freundin in Würzburg, heute in Oldenburg.

Barbara Hummler-Antoni für unzählige Impulse und Ideen für meinen heutigen Berufsalltag. Du bist mein Vorbild für kunsttherapeutisches Selbstbewusstsein.

Meinen Kunsttherapie-Kolleginnen des Vereins ANNA – Unterstützung krebskranker Kinder e.V. – die Zusammenarbeit mit Euch ist immer unfassbar bereichernd.

Meinen Kolleg:innen des Vereins LebensMutig e.V.

Euch allen: DANKE!

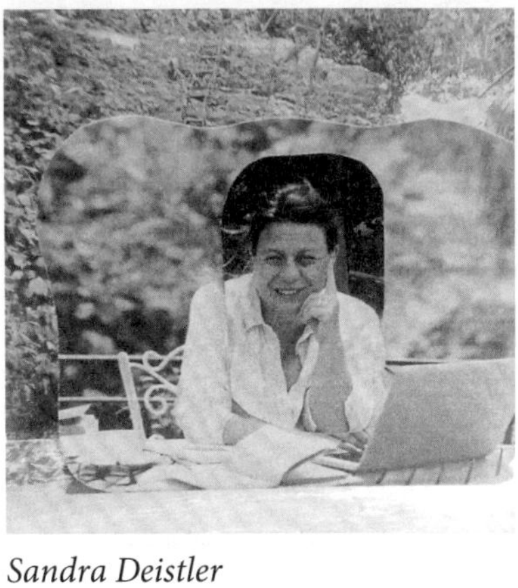

Sandra Deistler

Verwendete Literatur

Andere Zeiten e.V. (Hrsg.) (2018): Wandeln. Kiel: nndruck Kiel

Andersen, J./Sonnenberg, U. (2017): Astrid Lindgren. Ihr Leben. München: Pantheon Verlag

Arbeitsgruppe der Kunsttherapeuten in der Medizinischen Sektion am Goetheanum, Freie Hochschule für Geisteswissenschaft, Dornach, CH (Hrsg.) (2003): Anthroposophische Kunsttherapie in vier Bänden, Band 2: Therapeutisches Zeichnen und Malen. Stuttgart: Verlag Freies Geistesleben & Urachhaus GmbH

Berufsvereinigung Biografiearbeit auf Grundlage der Anthroposophie (BVBA Deutschland / BBAS Schweiz) (Hrsg.) (2018): Was ist Biografiearbeit? Borchen: Verlag Ch. Möllmann

Binder, D. (2022): Zauberfrauen malen anders. 15 Malprojekte die dich zum Strahlen bringen Wien: Independently published

Binder, Daniela (2023): www.danisart.at

Blickhan, D. (2018): Positive Psychologie. Ein Handbuch für die Praxis. Paderborn: Junfermann Verlag

Blohm, M./Waterman, K. (Hrsg.) (2021): Kunsttherapeutische Stichworte. Hannover: fabrico Verlag

Böser, H./Pinkal T. (2017) http://act-mindful.space

Bühler, K./Kunstmuseum Bern (Hrsg.) (2008): Ego Documents Das Autobiografische in der Gegenwartskunst. Heidelberg: Kehrer Verlag

Cassany, M. & De Lima, A. (2018): Atlas der wundersamen Orte. München, London, New York: Prestel Verlag

Cassany, M. & De Lima, A. (2018): Atlas der wundersamen Orte. München, London, New York: Prestel Verlag

Dannecker, K. (1994): Kunst, Symbol und Seele: Thesen zur Kunsttherapie. Frankfurt am Main: Lang

Dannecker, K. (2021): Symbol und Symbolisierungsprozesse. In: Blohm, M./Watermann, K. (Hrsg.): Kunsttherapeutische Stichworte. Hannover: fabrico Verlag, S. 211-218

De Kwant, J. (2018): My Mindful Flow. München: Südwest Verlag

De Kwant, J. (2018): My Mindful Flow.München: Südwest Verlag

Deistler, S. (2004): Figuren. Eine künstlerisch-kunsttherapeutische Begegnung. Nürtingen: unveröffentlichte Diplomarbeit

Dr. Hayes, M. (2020): Atlas of Happiness. München: Knesebeck GmbH & Co. Verlag KG

Fetell Lee, I. (2020): Joyful Wie Sie Ihre Wohlfühlumgebung gestalten und glücklich leben. München: Piper

Glasenapp, J. (2013): Emotionen als Ressourcen. Weinheim, Basel: Beltz

Glasenapp, J. (2018): Emotionen als Ressourcen in der psychotherapeutischen Praxis – eine Reise, Psychotherapie im Dialog 19: 51-55

Helmke, A.-C. (2022) http://stille-seiten.de

Herrmann, U. (2021): Joint Attention. In: Blohm, M./Watermann, K. (Hrsg.): Kunsttherapeutische Stichworte. Hannover: fabrico Verlag, S. 113-120

Hessler-Kaufmann, J./Neudeck, P. (2020): Therapie-Tools Störungsmodelle in der Verhaltenstherapie. Weinheim, Basel: Beltz

Hofelich, M. (2020): Klassiker von Viktor Frankl: „… Trotzdem Ja zum Leben sagen“. Online Magazin http://SinndesLebens24.de

Hofmeister, S. (2019): Mein Lebenshaus hat viele Räume. München: Kösel-Verlag

Hoyndorf, S.(2008): Akzeptanz- und Commitmenttherapie. Fortbildung an der Universitätsklinik Würzburg/Psychosomatische Tagesklinik

Huber, M. (2010): Der innere Garten. Paderborn: Junfermannsche Verlagsbuchhandlung

Jacob, G./Van Genderen, H., Seebauer, L. (2017): Andere Wege gehen Lebensmuster verstehen und verändern – ein schematherapeutisches Selbsthilfebuch. Weinheim: Beltz

Jacob, G./Van Genderen, H./Seebauer, L. (2017): Andere Wege gehen Lebensmuster verstehen und verändern – ein schematherapeutisches Selbsthilfebuch. Weinheim, Basel: Beltz

Kain, K.L./Terrell, S.J. (2020): Bindung, Regulation und Resilienz Körperorientierte Therapie des Entwicklungstraumas

Kämpf-Jansen, H. (2002): Ästhetische Forschung: Wege durch Alltag, Kunst und Wissenschaft. Köln: Salon Verlag

Kindl-Beilfuss, C. (2017): Fragen können wie Küsse schmecken Systemische Fragetechniken für Anfänger und Fortgeschrittene. Heidelberg: Carl-Auer Verlag

Koch, J. (2007): Neues zu personaler und sozialer Kompetenz. In: Deutsches Ärzteblatt Heft 1, Berlin: Deutscher Ärzteverlag GmbH

Krause, M. (2022): Die Polyvagal-Theorie Paradigmenwechsel in Therapie und Beratung, in: Freie Psychotherapie (6.22). München: Fulton Akademie GmbH, S. 60-63

Kriegshofer, G. (2018): http://falschzitate.blogspot.com

Lebensmutig e.V. (2015): unveröffentlichtes Ausbildungsskript Biografiearbeit

Lohmann, R. (2013): Was gestern war, hilft mir für morgen Lebenskompetenz durch Erinnerung. München: Kösel-Verlag

Mangold, J. (2019): Wir Eltern sind auch nur Menschen! Selbstmitgefühl zwischen Säbelzahntiger und Smartphone. Freiburg i.B.: Arbor Verlag

Miethe, I. (2017): Biografiearbeit Lehr- und Handbuch für Studium und Praxis. Weinheim, Basel: Beltz Juventa

Mogi, K. (2022): Ikigai Die japanische Lebenskunst. Köln: DuMont Buchverlag

Möller, H.-J./Laux, G./Deistler, A. (2015): Psychiatrie, Psychosomatik und Psychotherapie. Stuttgart: Georg Thieme Verlag KG

Müller, A. (2022): Kolonie Rosental. Künstlerische Recherche und ästhetische Forschung – Unveröffentlichtes Skript zur Präsentation. Heilbronn

Müller, L./Müller, A. (Hrsg.) (2003): Wörterbuch der Analytischen Psychologie. Düsseldorf Zürich: Patmos Verlag

Neff, K./Germer, C. (2012): http//:msc-selbstmitgefuehl.org

Neff, K./Germer, C. (2020): Selbstmitgefühl Das Übungsbuch. Freiburg i.B.: Arbor Verlag

Neuner, F./Catani, C./Schauer, M. (2021): Narrative Expositionstherapie (NET). Göttingen: Hogrefe Verlag

Potreck-Rose, F. (2006): Von der Freude den Selbstwert zu stärken. Stuttgart: Klett-Cotta

Rabaioli-Fischer, B. (2016): Arbeit mit der Biografie in der Verhaltenstherapie: Vortrag Nexus-Klinikum Baden-Baden

Reddemann, L. (2004): Eine Reise von 1000 Meilen beginnt mit dem ersten Schritt. Seelische Kräfte entwickeln und fördern. Freiburg im Breisgau: Verlag Herder

Reusch, Y./Valente, M. (2015): Störungsspezifische Schematherapie. Anwendung im stationären Setting. Weinheim, Basel: Beltz

Reusch, Y./Valente, M. (2017): Selbstregulation und Impulskontrolle durch Schematherapie aufbauen. Weinheim, Basel: Beltz

Reusch, Y./Valente, M. (2019): Ausbildungsskript Auxiliar Schematherapist, ISST Stuttgart

Riedel, I. (1985): Formen. Stuttgart: Kreuz Verlag

Riedel, I. (1985): Formen. Stuttgart: Kreuz Verlag

Riedel, I. (1988): Bilder in Therapie, Kunst und Religion. Stuttgart: Kreuz Verlag

Stahl, S. (2015): Das Kind in dir muss Heimat finden. München: Kailash Verlag

Steinbrügge, B. (2020): http://commeter.de

von Hirschhausen, E. (2016): Glück kommt selten allein. Reinbek: Rowohlt Taschenbuch von Spreti, F./Martius, P./Förstl, H. (Hrsg.) (2005): Kunsttherapie bei psychischen Störungen. München, Jena: Elsevier Urban & Fischer

Wengenroth, M. (2015): Das Leben annehmen So hilft die Akzeptanz- und Commitmenttherapie (ACT). Bern: Verlag Hans Huber, Hogrefe AG

Winnicott, D.W. (2002): Vom Spiel zur Kreativität. Stuttgart: Klett-Cotta

Verwendete Internetseiten:

http://spektrum.de/lexikon

smb.museum/ausstellung

hamburger-kunsthalle.de

bsb-muenchen.de

artinfo24.com

360°grad-psychotherapie.de